关节镜疑难病例精粹

主　　编　冯　华　姜春岩

编　　者（以姓氏笔画排序）

王雪松　冯　华　朱以明　刘　心

李奉龙　吴　关　沈杰威　张　晋

张　辉　姜春岩　洪　雷　鲁　谊

编写秘书　李　旭　李　悦　张　爽

绘　　图　刘国华

北京大学医学出版社

GUANJIEJING YINAN BINGLI JINGCUI

图书在版编目（CIP）数据

关节镜疑难病例精粹/冯华，姜春岩主编. —北京：北京大学医学出版社，2011.3
ISBN 978-7-5659-0125-6

Ⅰ. ①关… Ⅱ. ①冯… ②姜… Ⅲ. ①疑难病—关节镜—病案 Ⅳ. ①R684

中国版本图书馆CIP数据核字（2011）第028416号

关节镜疑难病例精粹

主　　编：冯　华　姜春岩
出版发行：北京大学医学出版社（电话：010-82802230）
地　　址：（100191）北京市海淀区学院路38号　北京大学医学部院内
网　　址：http://www.pumpress.com.cn
E-mail：booksale@bjmu.edu.cn
印　　刷：北京画中画印刷有限公司
经　　销：新华书店
责任编辑：董采萱　**责任校对**：金彤文　**责任印制**：张京生
开　　本：889mm×1194mm　1/16　**印张**：7.5　**字数**：204千字
版　　次：2011年5月第1版　2011年5月第1次印刷
书　　号：ISBN 978-7-5659-0125-6
定　　价：79.00元

前 言

关节镜与运动损伤外科作为骨科的一个分支，近些年来受到学术界的广泛关注。可以预计，在未来的十年内会得到突飞猛进的发展。

大量先进的理念与日新月异的高科技结合，造就了本专业鲜明的特色："新"和"专"。正是由于其独特性，使得骨科医生们在接触本专业时都感到学习曲线长，入门困难，出现了不少诊断和治疗方面的问题。

触动我们写这本书的一个主要原因在于，由于在日常临床工作中可以接触大量来自全国各地的患者和各种各样的病例，本书编者们希望将这些平时积攒起来的病例介绍给有志于从事运动损伤与关节镜专业的医生、骨科住院医生和专科进修医生。骨科的学习应该是多角度的，不仅需要教科书式的系统学习，也需要从个案病例中汲取经验。学习一个好的病例，有时能达到事半功倍的效果，甚至可以过目不忘。骨科医生们也都愿意将自己的经验通过病例的方式与他人分享。

当我们开始写作本书的时候，发现工作量远远超过最初的想象。首先要精选病例。不仅需要介绍典型病例，还要有少见病例；不仅需要文字描述，还要尽量配制插图。为了配一张典型的关节镜术中图片，往往需要花费几个星期的时间在浩如烟海的图像库内进行寻找。其次，编者们还需要阅读和综述最新的文献，结合自己多年的临床工作经验，考虑读者的需求。最后，还要考虑本书的系统性和实用性。在本书的编写过程中，积水潭医院运动损伤科的所有编者们在繁重的临床工作之余倾尽了大量的精力。本书的出版是对所有参与编写者卓越工作的最大肯定。

希望此书能对中国的运动损伤专业发展起到一定促进作用，缩短医生的学习曲线，培训和普及专业技能，成为日常工作不可缺少的工具书。

目　录

膝关节损伤

第一章

第一节　前交叉韧带损伤

【病例1】

1. 病史：患者男性，26岁，主因“右膝关节打篮球时扭伤10天，肿痛、活动受限”入院。患者于10天前打篮球跳起投篮时被撞倒，扭伤右膝关节，受伤时感到右膝关节不稳摔倒在地，即刻出现疼痛、活动受限，伤后3~4小时膝关节明显肿胀。

2. 查体：右膝关节明显肿胀，浮髌试验（+），关节主动活动受限，伸膝0°，屈膝80°。膝关节内侧压痛明显。外翻应力试验：0°位（-），30°位（+）。Lachman试验（++），KT1000测量双膝差值为8mm，轴移试验由于患者膝关节疼痛未查。

3. 辅助检查

（1）X线片：膝关节正侧位，骨骼未见明显异常（图1-1-1）。

（2）MRI：冠状位上可见内侧副韧带轻度水肿，但连续性存在；矢状位上可见前交叉韧带信号中断，关节积液（图1-1-2）。

4. 诊断：右膝关节前交叉韧带损伤

右膝关节内侧副韧带损伤（1度）

5. 治疗

（1）手术治疗：取自体半腱肌、股薄肌肌腱，关节镜下单束重建前交叉韧带（图1-1-3）。前交叉韧带重建完成后检查内侧副韧带稳定性，外翻应力试验0°和30°位均为（-），未作处理。

（2）术后康复：术后患肢支具保护6周，术后早期进行下肢肌力锻炼。患肢4周内不负重，第5~6周部分负重，6周后完全负重。膝关节活动4周内0°~90°，6~8周恢复正常。

专家点评

1. 诊断要点：患者运动中受伤，跳起落地不稳受伤为典型的前交叉韧带受伤机制，且患者伤后3～4小时出现关节肿胀，提示伤后早期关节内积血。查体Lachman试验（++）。辅助检查MRI显示前交叉韧带信号中断。结合以上病史、

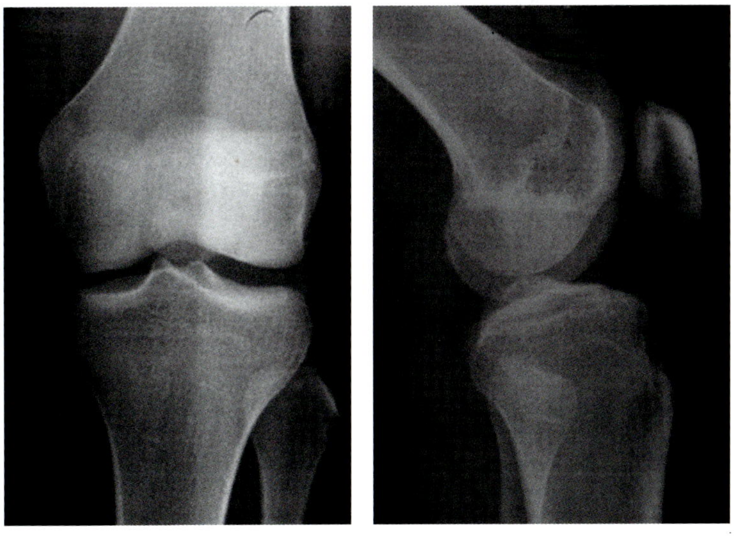

图1-1-1　膝关节正侧位X线片，骨骼未见明显异常

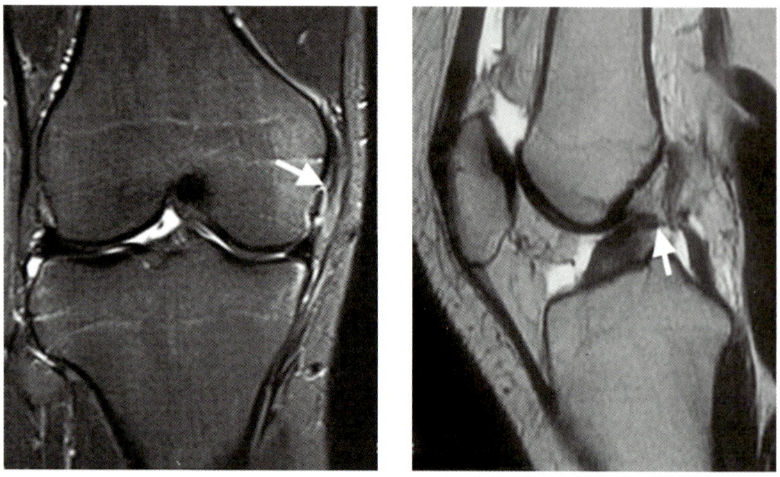

图1-1-2 左图为冠状位，图中箭头所指为内侧副韧带影像，局部轻度水肿，连续性存在，提示内侧副韧带1度损伤。右图为矢状位，图中箭头所指为前交叉韧带影像，信号中断，提示前交叉韧带完全撕裂

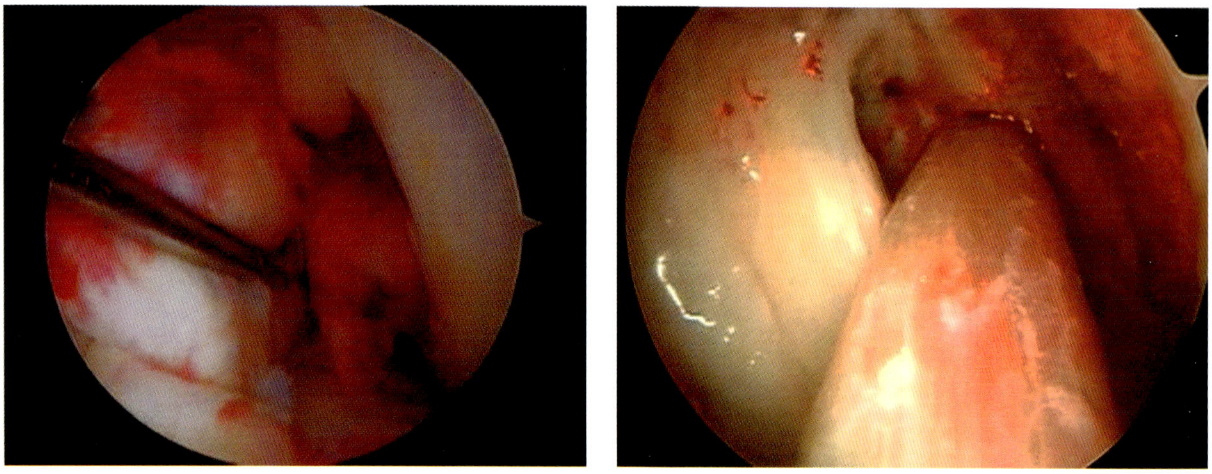

图1-1-3 左图中关节镜探钩所指为前交叉韧带断端，断端充血提示为新鲜损伤。右图所示为重建的前交叉韧带

查体和辅助检查，诊断前交叉韧带损伤明确。

2. 治疗要点：前交叉韧带损伤的手术要尽早进行，手术原则是关节镜下前交叉韧带重建。术后康复要制订详细的计划，并要求患者定期复诊以保证膝关节功能恢复。

对内侧副韧带损伤的治疗要严格遵循治疗原则：1度和2度损伤保守治疗，3度损伤才进行手术修补。内侧副韧带损伤术后并发关节僵硬和异位骨化多见，应注重关节功能锻炼，同时伤后早期口服氨糖美辛可预防异位骨化的出现。

【病例2】

1. 病史：患者男性，29岁，主因“右膝关节运动伤术后1.5年，膝关节反复肿胀、不稳定”入院。患者于1.5年前踢足球时扭伤右膝关节，在当地医院被诊断为“右膝关节前交叉韧带损伤”，并行“关节镜下前交叉韧带重建术”。术后3个月患者即感右膝关节不稳定，且反复出现，同时伴有关节肿胀。患者既往体健，无其他病史。

2. 查体：右膝关节前方可见关节镜入路切口瘢痕，胫骨结节内侧纵行切口瘢痕。右侧股四头肌明显萎缩，关节主、被动活动度正常。Lachman试验（++），轴移试验（++），KT1000测量双膝差值为13mm。

3. 辅助检查

（1）X线片：矢状位可见股骨隧道明显偏前（图1-1-4）。

（2） MRI：矢状位影像可见股骨隧道明显偏前，重建的前交叉韧带信号不连续（图1-1-5）。

4．诊断：右膝关节前交叉韧带重建术后
右膝关节前交叉韧带移植物松弛

5．治疗

（1）手术治疗：根据患者第一次手术切口情况，考虑其使用的移植物是自体半腱、股薄肌腱。本次前交叉韧带翻修术使用自体骨-髌韧带-骨作为移植物。关节镜下见股骨隧道明显偏前（图1-1-6）。

（2）术后康复：术后患肢支具保护6周，术后早期进行下肢肌力锻炼。患肢4周内不负重，第5~6周部分负重，6周后完全负重。膝关节活动4周内0°~90°，6~8周恢复正常。

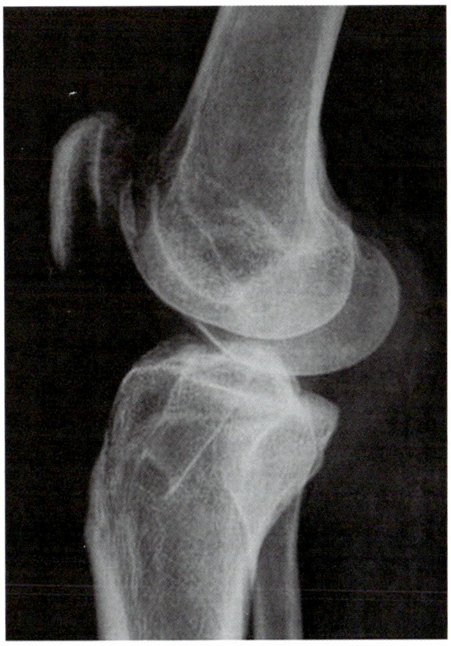

图1-1-4　图为膝关节矢状位X线片，可见股骨隧道明显偏前，存在明显的技术失误

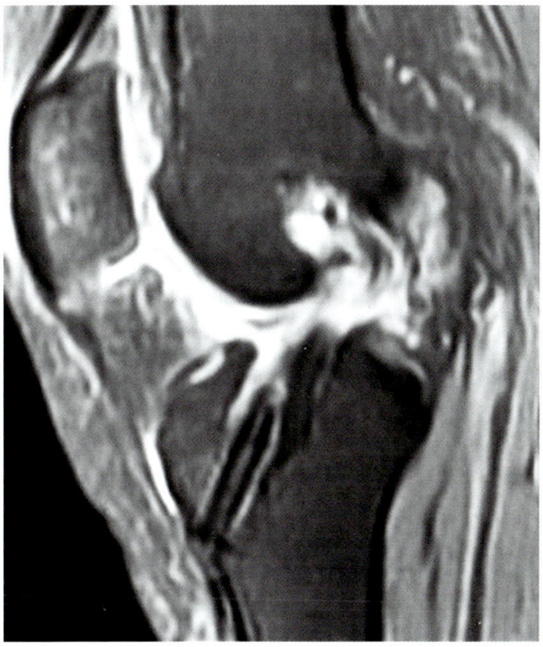

图1-1-5　MRI矢状位影像，重建的前交叉韧带信号不连续，股骨隧道明显偏前，存在明显的技术失误

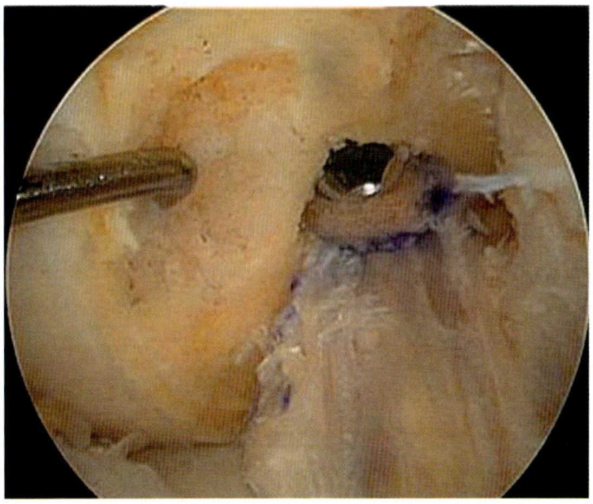

图1-1-6　图中关节镜探钩所指为第一次手术股骨隧道内口，靠近髁间窝前缘，明显偏前，存在技术失误

专家点评

1. 手术失败原因：前交叉韧带重建手术失败的最常见原因就是隧道位置错误，而其中股骨隧道位置错误更为常见。该病例手术失败的突出原因为股骨隧道前置过多，使前交叉韧带移植物位于非解剖位，导致移植物在关节内的长度较正常前交叉韧带短，限制了关节活动度。而患者经功能锻炼恢复关节活动度后，移植物就会变得松弛，甚至断裂。

2. 治疗要点：隧道位置错误导致前交叉韧带移植物失效的翻修手术的难点在于隧道的再次制备。如果错误的隧道位置偏离正常位置较多，则不影响隧道的二次钻取，在正常位置定位，制备新的骨隧道即可。如果错误隧道与二次钻取的隧道位置相重叠，就会导致隧道直径过大，移植物无法牢固固定，此时翻修手术应分为两次进行：一期植骨填充隧道，二期再行韧带重建。

隧道位置：股骨隧道位置应尽量靠近股骨髁间窝后方骨皮质，隧道后壁保留1~2mm的厚度即可；胫骨隧道中心点应位于胫骨平台前后径46%±3%的位置（图1-1-7a—c）。

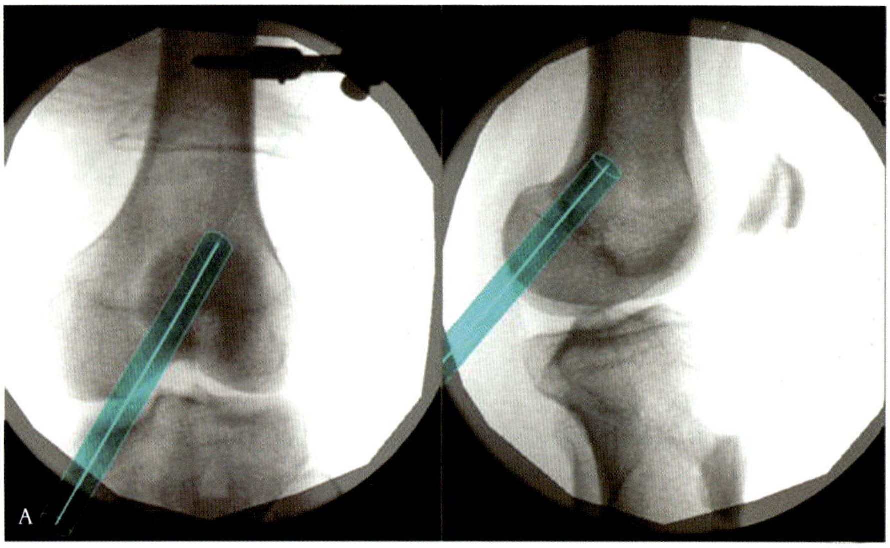

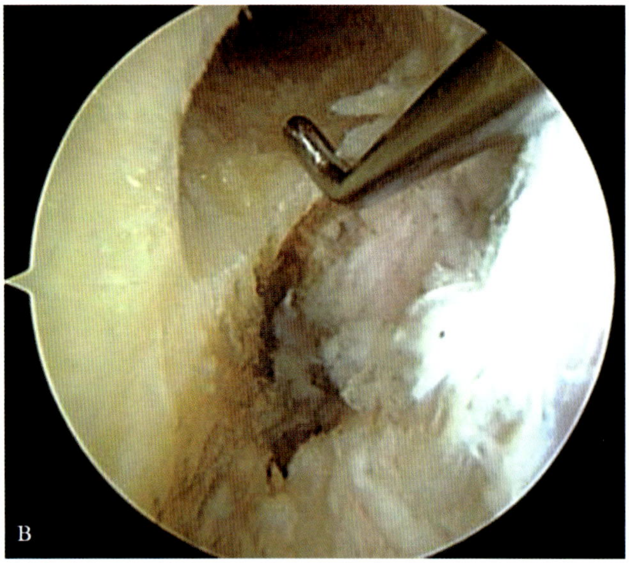

图1-1-7 A为前交叉韧带股骨隧道正确位置，靠近股骨后方骨皮质。B为关节镜下股骨隧道影像，隧道后方骨皮质保留1~2mm。

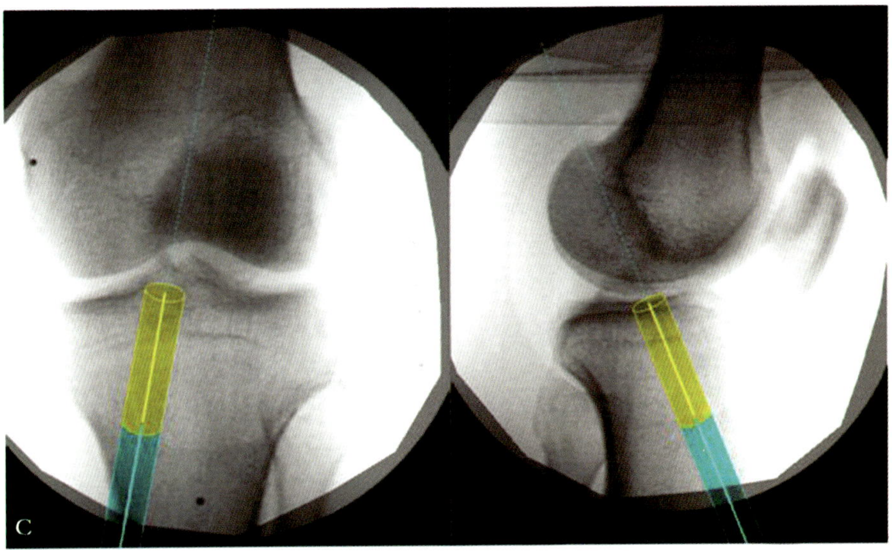

图1-1-7（续）　C为前交叉韧带胫骨隧道，隧道中心点应位于胫骨平台前后径46%±3%处

3. 建议：前交叉韧带重建术是关节镜下手术中难度较大的手术。熟练的关节镜下手术技术需要长期、循序渐进的训练过程，没有过硬的手术技术强行操作只能导致医源性错误。如果术者的手术技术还处于学习曲线早期阶段，建议在手术中常规采用X线透视，在证实隧道导针位置满意后方可进行隧道制备。

【病例3】

1. 病史：患者女性，47岁，主因“右膝关节车祸伤术后10个月，关节活动受限”入院。患者于10个月前被汽车撞伤右膝关节，在当地医院诊断为前交叉韧带损伤，行手术修补前交叉韧带。术后石膏固定6周，现膝关节活动受限。患者既往体健，无其他病史。

2. 查体：右膝关节前内侧纵行手术切口瘢痕，长约20cm。膝关节活动度：0°⇆30°（图1-1-8）。髌骨活动度差。

3. 辅助检查：X线片未见明显异常。

4. 诊断：右膝关节前交叉韧带修补术后关节粘连。

5. 治疗：关节镜下膝关节松解术，术后膝关节屈曲130°（图1-1-9）。

专家点评

1. 手术失败原因：此例手术失败的最主要原因是切开手术。近二十年来，关节镜下前交叉韧带重建手术已经成为前交叉韧带治疗的标准手术方式。切开手术不仅无法达到关节镜下手术的准确性，而且手术创伤过大，容易导致术后粘连，已经成为被淘汰的手术方式。另外，前交叉韧带修补已被临床证实无效，修补后的韧带强度不足以维持膝关节的稳定性。

2. 关节粘连原因：患者术后石膏制动6周，是希望通过这种严格制动使得修补的韧带愈合，而这正是导致关节屈曲受限的主要原因。现代的关节镜下前交叉韧带重建手术只需要采用支具进行相对制动，并允许早期功能锻炼。

3. 建议：采用关节镜下韧带重建手术治疗前交叉韧带损伤，避免切开手术。术后制订详细的康复计划，避免石膏固定。

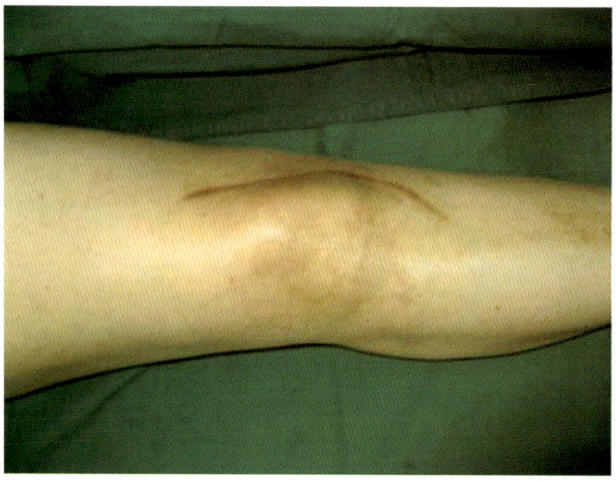
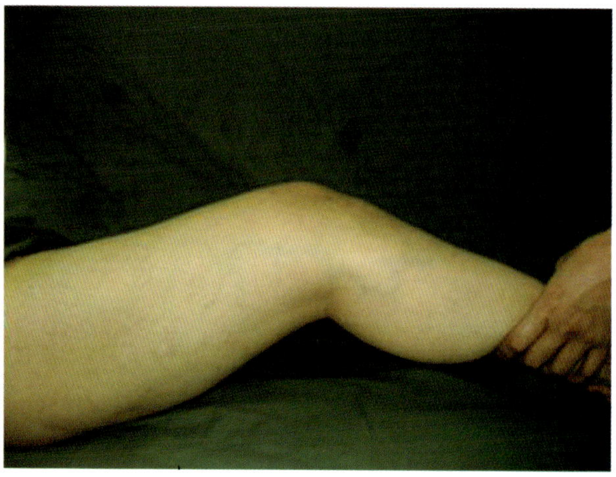

图1-1-8 上图左示患者右膝关节前内侧纵行手术切口瘢痕，膝关节伸直正常。上图右示膝关节屈曲受限

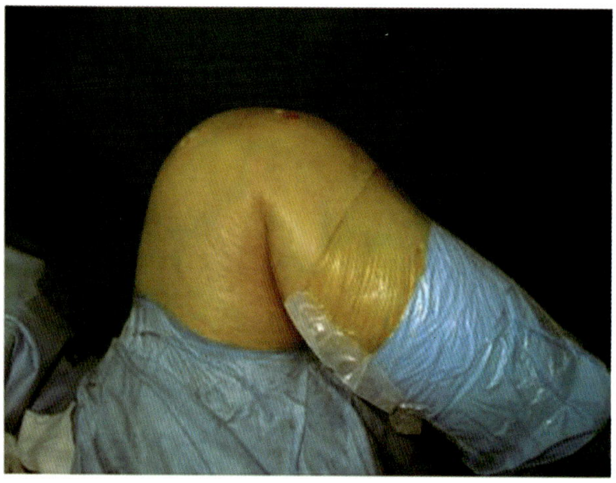

图1-1-9 图中所示为关节镜下膝关节松解术后关节屈曲角度

【病例4】

1. 病史：患者男性，24岁，打篮球时扭伤左膝关节4周，关节轻度肿胀，活动时有不稳定感。

2. 查体：Lachman试验（++），膝关节前向移动幅度较对侧明显增大，终末点软，无关节交锁，无内、外侧关节间隙压痛，McMurray征（–）。

3. 辅助检查：MRI显示前交叉韧带损伤，内侧半月板后角可见Ⅲ级信号（图1-1-10）。

4. 治疗：关节镜检查，证实前交叉韧带断裂，行重建术。术中通过前外侧关节镜入路探查未见内侧半月板后角不稳定，经后内侧入路发现存在Ramp损伤，行全内缝合修复术（图1-1-11至图1-1-13）。

专家点评

Ramp原意指公路的交界部位，即“匝道”。在膝关节损伤中，特指内侧半月板后角滑膜缘至后内侧关节囊的移行区域。在这一区域发生的纵行撕裂，即为Ramp损伤。目前尚未见Ramp损伤单独存在，为前交叉韧带损伤的合并损伤之一。这种半月板损伤的最大特点是通过常规前方关节镜入路难以观察清楚，而且对于其中一部分损伤后尚稳定的类型，经前方入路用探钩检查也很难有所发现。应通过穿髁间窝入路检查该区域，且一旦发现有Ramp损伤，还需要加做后内侧关节

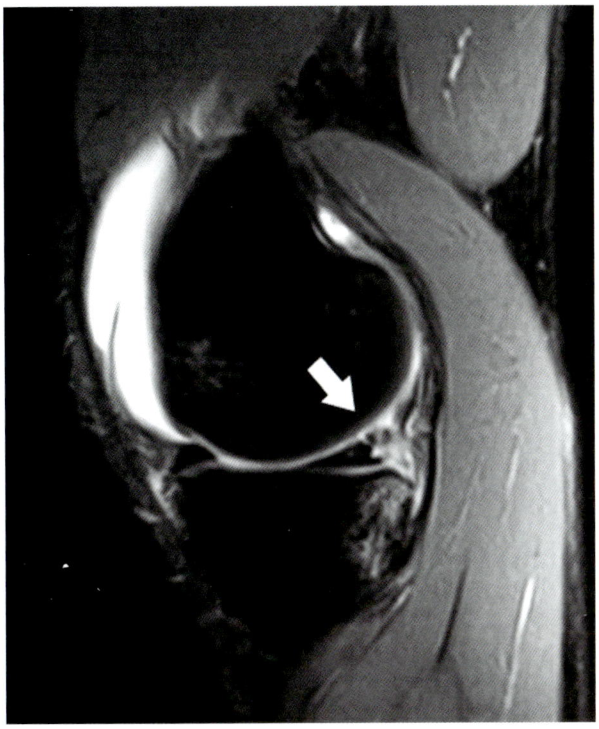

图1-1-10 术前MRI检查，矢状位，质子密度像，可见内侧半月板后角Ⅲ级信号（白色箭头所示）

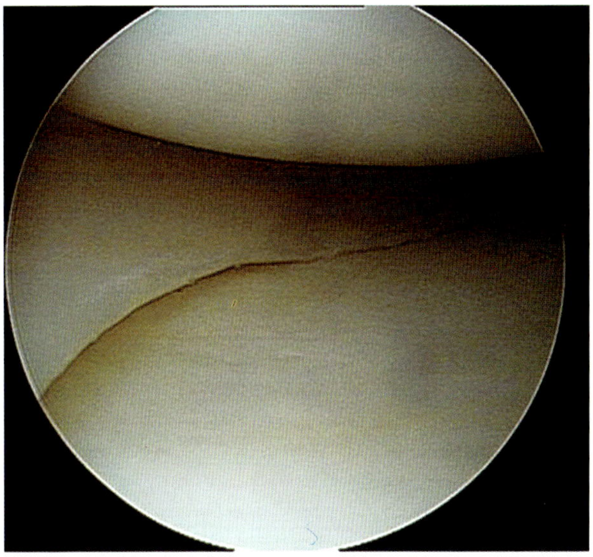

图1-1-11 术中常规前外侧关节镜入路，未见内侧半月板明显异常

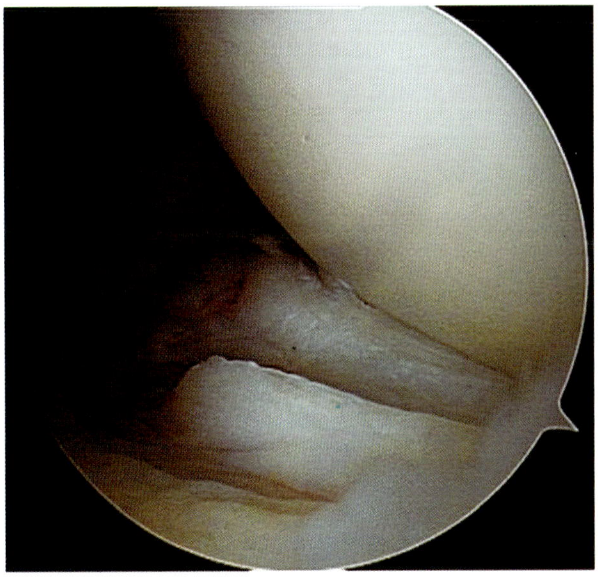

图1-1-12 关节镜后内侧入路，可发现Ramp损伤

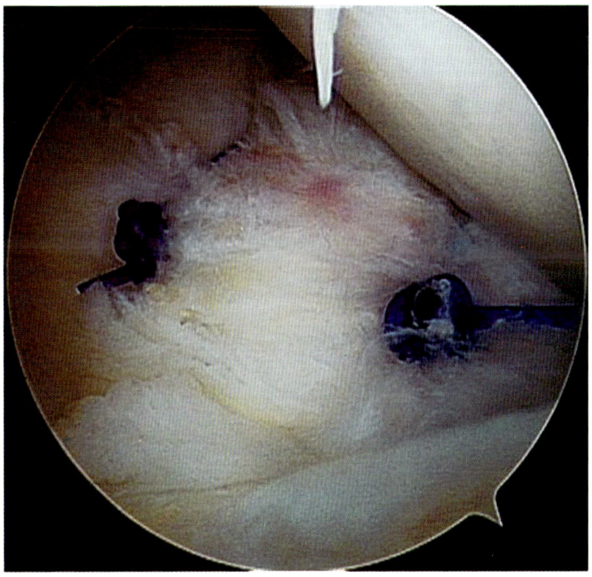

图1-1-13 全内缝合修复Ramp损伤

镜入路进一步观察；如需进行缝合修复，可利用辅助后内侧高位入路进行操作。该区域属于半月板血液供应的“红－红”区，预后相对较好。

第二节　后交叉韧带损伤

【病例1】

1. 病史：患者男性，45岁，因左膝后交叉韧带重建术后屈曲活动受限、关节松弛于我院就诊。患者于3个月前因车祸伤致左膝后交叉韧带损伤，于外院行关节镜下后交叉韧带重建手术，采用人工韧带进行双束重建。术后石膏制动6周。

2. 查体：左膝屈伸活动度：0°（伸）⇋80°（屈），髌骨被动活动度差。后抽屉试验（++）。

3. 辅助检查

（1）X线片：显示股骨内髁处两枚金属螺钉，胫骨侧一枚金属螺钉，提示后交叉韧带重建时股骨侧采用双隧道，胫骨侧单隧道，即双束“Y”型重建。从胫骨侧金属螺钉的位置判断，该隧道明显前置，存在明显的技术失误（图1-2-1）。

（2）MRI：矢状位MRI片显示后交叉韧带胫骨侧隧道明显前置，存在明显的技术失误（图1-2-2）。

4. 诊断：左膝关节后交叉韧带重建术后
　　关节粘连
　　后交叉韧带移植物松弛

5. 治疗方案：康复科进行关节活动度训练，必要时进行关节松解手术（关节镜下），视活动度改善情况决定是否行韧带翻修手术。

专家点评

1. 手术失败原因：手术技术失误。影响后交叉韧带重建术后疗效的因素是多方面的，如移植物的选择、合并损伤的处理、术后康复训练等，其中隧道位置错误导致移植物失效是最常见的原因。该病例手术失败的突出原因是胫骨隧道前置过多，使后交叉韧带移植物位于非解剖位，移植物不仅没有发挥后交叉韧带应有的功能，还限制关节活动。患者术后早期即出现松弛度（++），预计随着关节屈曲程度的改善（康复训练或手术松解），松弛度还会进一步加重。从改善关节活动度的角度分析，如果患者通过康复训练无法恢复活动度，则需要手术松解，手术中通常需要切断限制屈膝活动的非解剖位放置的重建韧带。

2. 关节粘连原因：除了上述分析的韧带位置不佳外，术后石膏制动6周是导致关节屈曲受限的另一个主要原因。

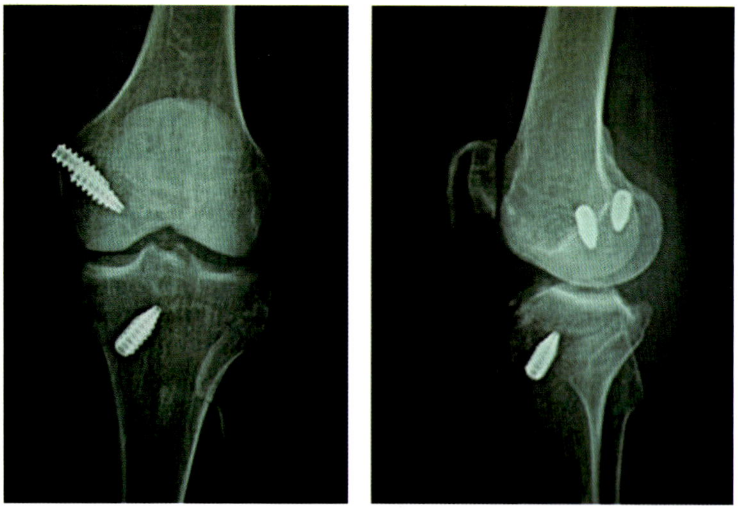

图1-2-1　X线片显示股骨内髁处两枚金属螺钉，胫骨侧一枚金属螺钉，提示后交叉韧带重建时股骨侧采用双隧道，胫骨侧单隧道，即双束“Y”型重建。从胫骨侧金属螺钉的位置判断，该隧道明显前置，存在明显的技术失误

3. 治疗策略：对此类患者的治疗，首先是恢复关节屈曲功能。由于患者就诊时处于术后3个月阶段，仍存在康复训练改善活动度的可能，因此暂时保守治疗。康复训练2个月后视功能改善情况决定是否行松解手术。此患者主要是关节内粘连，因此可以行关节镜下松解手术。如果活动度得以改善，膝关节屈曲达到120°以上，可考虑进行后交叉韧带翻修手术。

4. 建议：完善手术技术，掌握正确的术后处理措施。关节镜下后交叉韧带重建手术是关节镜下手术中难度较大的手术。熟练的关节镜下手术技术需要长期、循序渐进的训练过程，没有过硬的手术技术强行操作只能导致医源性错误。正确的胫骨隧道位置如图1-2-3所示。如果术者的

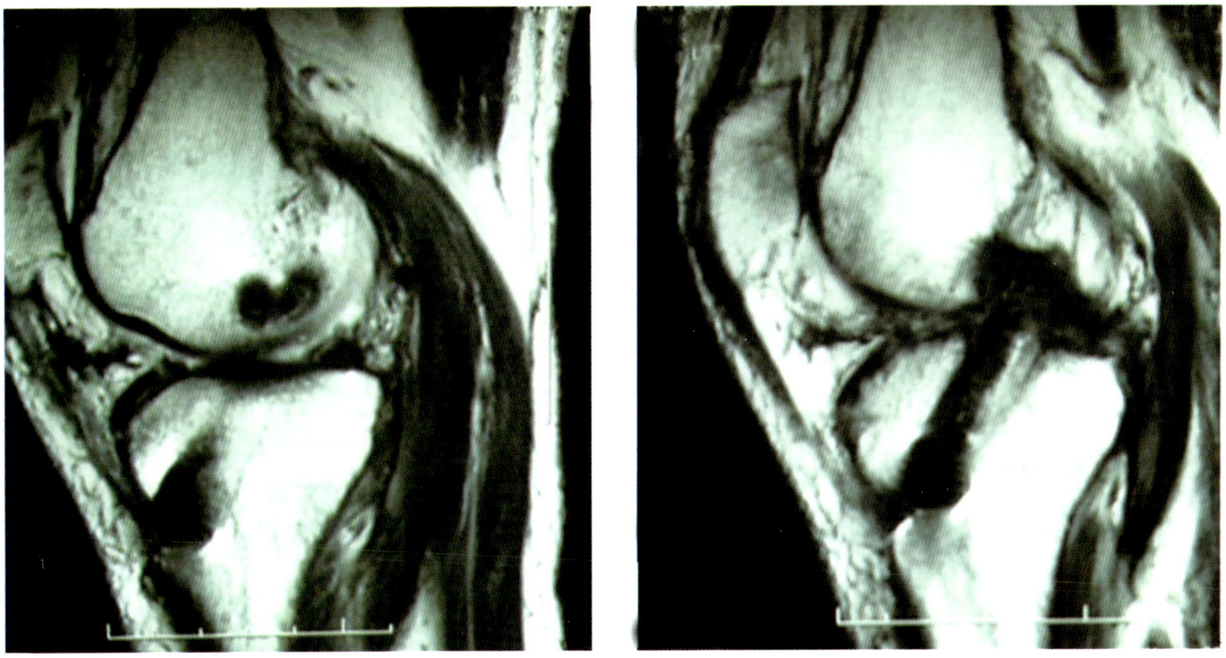

图1-2-2 矢状位MRI片显示后交叉韧带胫骨侧隧道明显前置，存在明显的技术失误

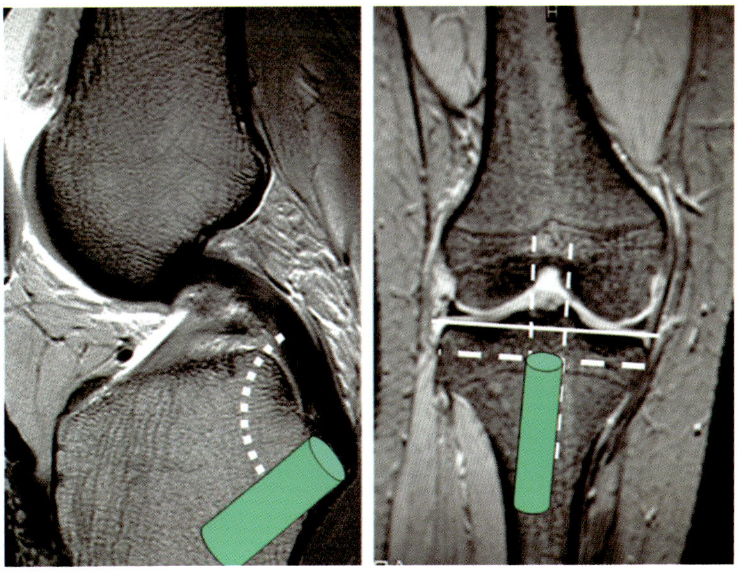

图1-2-3 正确的后交叉韧带胫骨隧道位置。矢状位应位于胫骨后侧皮质，隧道方向与后交叉韧带成钝角；冠状位隧道尽量接近胫骨中线，关节内出口应位于内、外侧中点，关节软骨远端1~1.5cm处

手术技术还处于学习曲线早期阶段，建议在手术中常规采用X线透视，在证实隧道导针位置满意后方可进行隧道的制备。另外，现代关节镜下手术后很少需要通过石膏进行严格制动，即使复杂的韧带重建手术也只是使用支具进行相对制动，并允许早期功能锻炼。如同此病例一样，很多临床经验告诉我们，希望通过严格制动来获得韧带稳定性的做法不仅不会达到目的，反而会导致关节粘连。

【病例2】

1. 病史：患者男性，30岁，因右膝后交叉韧带术后畸形、跛行伴屈伸功能障碍就诊。患者于2004年9月7日在当地行后交叉韧带手术（具体术式不详）及内侧副韧带修补手术。术后屈曲位石膏制动6周。

2. 查体：右膝后内侧可见长弧形手术切口（图1-2-4）。患膝屈曲40°畸形，活动度40°⇋90°（图1-2-5）。

3. 辅助检查：X线片：股骨内髁可见钢丝，已断裂（图1-2-6）。

4. 诊断：右膝关节后交叉韧带术后
右膝关节内侧副韧带术后
关节粘连

5. 治疗方案：关节松解手术。首先试行关节镜下松解，必要时切开进行松解，术后进行系统的康复训练。

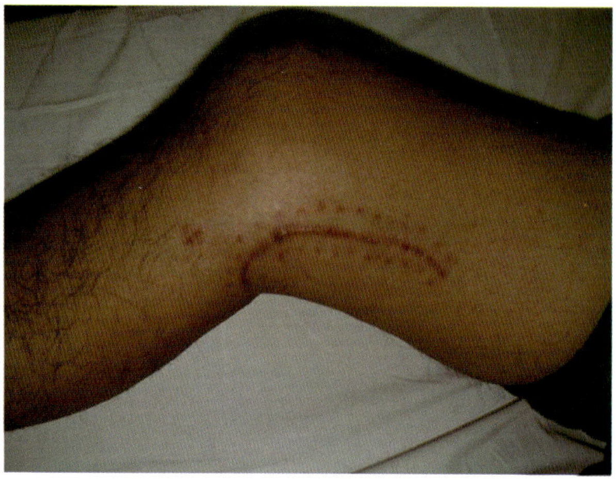

图1-2-4 右膝内侧切口，提示进行了后交叉韧带切开手术。屈曲40°畸形

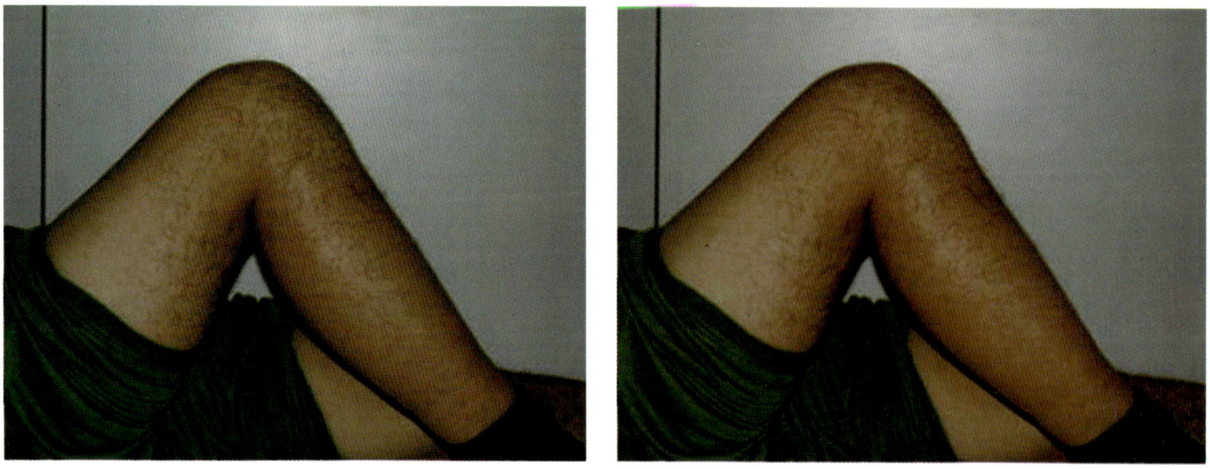

图1-2-5 右膝屈伸功能障碍：伸膝及屈膝受限

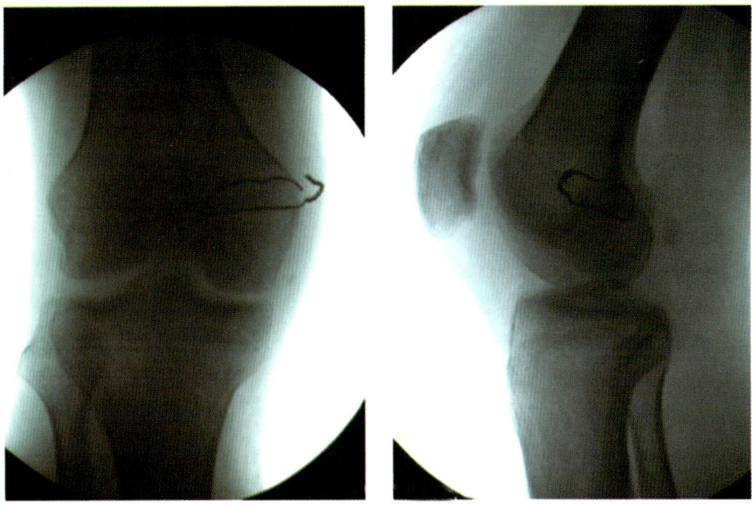

图1-2-6 X线片显示后交叉韧带股骨内髁侧固定钢丝已断裂，具体术式不详

专家点评

1. 手术失败原因：一为手术技术方面原因，二为手术适应证选择不恰当。此例手术失败的最主要原因是进行切开手术。近二十年来，关节镜下后交叉韧带重建手术已经成为后交叉韧带治疗的标准技术。切开手术不仅无法达到关节镜下手术的准确性，而且手术创伤过大，容易导致术后粘连，已经成为被淘汰的手术。内侧副韧带损伤后过度治疗也是本例手术失败的另一个原因。绝大多数的内侧副韧带损伤不需手术治疗，保守治疗就可获得很好的疗效。手术修补仅仅限于Ⅲ度的完全断裂。内侧副韧带修补术后容易出现关节粘连和异位骨化。对于此例病例，内侧副韧带修补手术适应证值得推敲。

2. 关节粘连原因：不适当的制动。患者术后石膏制动6周，是导致关节屈曲挛缩的主要原因。现代的关节镜下各类手术术后很少需要通过石膏严格制动，即使复杂的韧带重建手术也只是使用支具进行相对制动，并允许早期功能锻炼。如同此病例一样，很多临床经验告诉我们，希望通过严格制动来获得韧带稳定性的做法不仅不会达到目的，反而会导致关节粘连。另外，如上所述，内侧副韧带过度治疗（修补手术）也是另一个导致关节粘连的重要原因。

3. 伸膝受限的原因：很显然，该例患者术后屈膝位石膏制动是明确的原因。关节镜下膝关节手术后不需要石膏固定，都是使用支具进行伸直位制动，这样可以防止发生屈膝畸形。过去曾认为，屈曲40°位石膏固定可以使前、后交叉韧带在松弛、无张力的环境下更好地愈合，但这种作法常导致患者出现伸膝受限。此患者膝关节屈曲40°畸形造成其短肢畸形，难以通过手术恢复，是较为严重的并发症。

4. 建议：关节镜技术重建后交叉韧带，避免切开手术。严格掌握内侧副韧带手术指征，绝大多数应保守治疗。伸直位制动，避免屈曲位固定。避免石膏固定。

第三节 后外复合体损伤

【病例1】

1. 病史：患者男性，35岁，因右膝后交叉韧带重建术后畸形、跛行、屈伸功能障碍伴伤口破溃感染就诊。

患者因车祸致右膝关节骨折脱位，于当地行后交叉韧带Lars人工韧带重建手术。术后拍片发现膝关节仍处于半脱位状态（图1-3-1），行腓骨头撕脱骨折内固定术（图1-3-2）。术后膝关节仍无法复位（图1-3-3），且后交叉韧带重建手术的

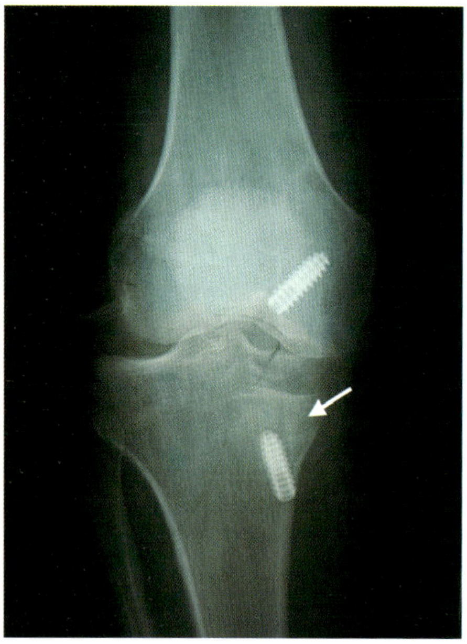

图1-3-1 右膝后交叉韧带人工韧带重建术后，膝关节仍处于半脱位状态。可见固定后交叉韧带的金属挤压螺钉，白色箭头指示胫骨内侧平台存在明显的塌陷骨折，未复位

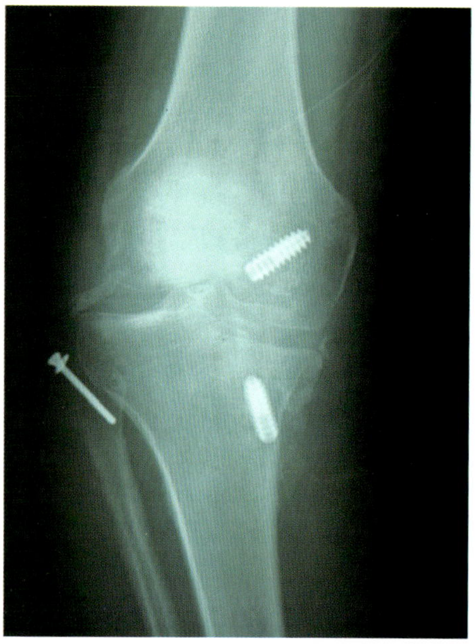

图1-3-2 后交叉韧带手术后，再次行腓骨头撕脱骨折螺丝钉固定术。术后膝关节仍无法复位。可见腓骨头固定的螺钉。膝关节明显内翻畸形

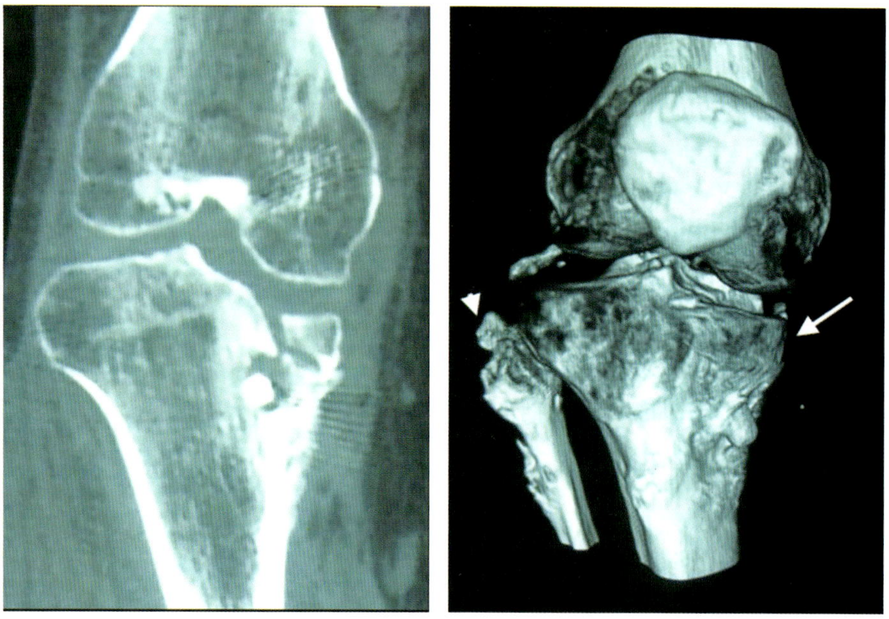

图1-3-3 CT及三维CT显示胫骨内侧平台塌陷骨折（长白箭头），腓骨头骨折（短白箭头）

胫骨隧道内有脓性分泌物渗出。此后伤口局部处理无效，患膝畸形、僵直、无法行走，至我院进一步诊治。

2．查体：患者持拐行走。右膝呈固定性内翻、屈曲40°畸形，无活动度。患膝胫骨前方皮肤可见后交叉韧带重建手术切口，伤口远端红肿，有脓性分泌物流出。

3．辅助检查：术后X线片（图1-3-1至图1-3-3）：术后膝关节始终处于后外侧半脱位状态，伴有明显的内翻畸形。胫骨内侧平台前1/2关节面存在明显的塌陷骨折，未复位。腓骨头处有撕脱骨折。

4．诊断：右膝后交叉韧带人工韧带重建术后、腓骨头骨折固定术后
膝关节固定性半脱位
后交叉韧带损伤
后外侧复合体损伤
胫骨平台骨折
关节粘连
伤口感染

5．治疗方案：伤口扩创，胫骨隧道内金属固定物取出；术后伤口持续灌洗、换药，观察体温和伤口局部情况；感染控制半年以上可考虑行二次手术。近期二次手术初步考虑行关节融合手术，远期三次手术可能行铰链膝关节置换手术。

专家点评

1．手术失败原因分析：治疗原则错误是该例手术失败的原因。

骨科治疗中一个最基本的原则就是首先恢复骨性结构的连续性和正常的关节对合关系。本例中多发韧带损伤合并胫骨平台塌陷性骨折，应该首先进行胫骨平台的复位和固定，然后再进行后交叉韧带和后外侧复合体结构的重建或修复。韧带手术时机可根据具体情况与胫骨平台骨折手术同期或分期进行。本例中没有进行骨性支架的恢复而首先进行了韧带手术，初衷是希望重建的后交叉韧带可以使原本处于半脱位的关节复位并维持复位。当第一次后交叉韧带重建手术后发现半脱位时，仍然没有考虑行骨折复位，而是再次进行韧带修复手术（腓骨头固定），最终手术还是失败。从中我们可以得到的经验教训是，骨折脱位的治疗顺序应该是：恢复骨性结构⟶恢复韧带结构。当然，在合并其他更严重的并发症时，治疗原则应该是：改善全身情况⟶治疗血管、神经损伤⟶恢复膝关节骨性结构⟶恢复韧带结构。正确的治疗方法见图1-3-4。

2．后外复合体损伤的诊断和治疗：本例中反映出的另一个问题就是对膝关节后外复合体结构的概念模糊不清。

膝关节后外复合体（posterolateral complex，PLC）由外侧副韧带、腘肌腱、腘腓韧带三个核心结构组成，还包括深层的外侧关节囊和浅层的髂胫束及股二头肌腱等结构。PLC很少单独损伤，最常与后交叉韧带损伤合并出现，后交叉韧带重建的同时必须进行PLC的修补和重建手术，忽略PLC的治疗是导致重建的后交叉韧带失效的重要原因。从该病例X线片和CT片上，可以清晰地观察到原始损伤合并腓骨头骨折，且移位明显。由于PLC的腓骨解剖附着点集中在腓骨头上，因此本例中原始损伤除了后交叉韧带损伤外，显然合并后外侧结构损伤。虽然本例中治疗失败的原因并不是未处理PLC，但从治疗的经过来看，后交叉韧带重建与腓骨头固定手术（PLC修复手术）分期进行，表明对PLC的临床意义不清楚。另外，本例中进行的PLC手术技术也存在疑问。对于这种骨折脱位的病例，PLC损伤常常很广泛，涉及膝关节后外侧深、浅层诸多结构，因此在修复时，应修复所有受损的结构，包括外侧副韧带重建、外侧关节囊的缝合固定（常采用缝合锚）、腘肌腱的修复或重建等，仅仅进行简单的腓骨头固定是远远不够的。

3．关于本例的治疗考虑：由于一系列治疗失败，本例患者出现严重的并发症，只能进行关节挽救性治疗。首先控制感染：需要长期的伤口换药和灌洗治疗，可能需进行多次扩创手术。感染治愈后，后续的治疗并没有满意的方案。由于同时存在畸形和僵直，基本的关节功能受损，治

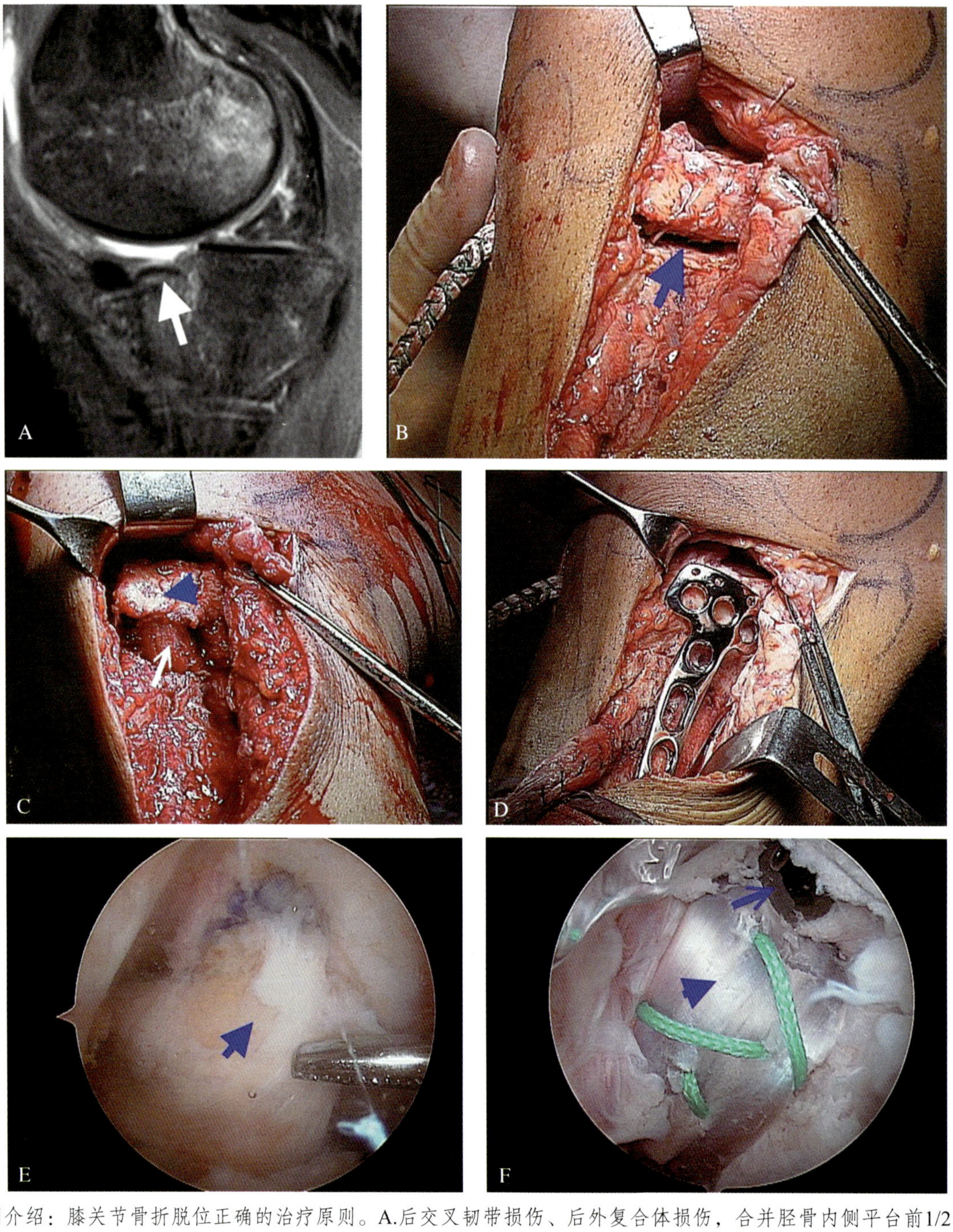

图1-3-4 病例介绍：膝关节骨折脱位正确的治疗原则。A.后交叉韧带损伤、后外复合体损伤，合并胫骨内侧平台前1/2塌陷骨折（白箭头），关节处于后外侧半脱位状态。B.由于骨折为陈旧性，因此手术首先进行胫骨内侧平台塌陷骨折的截骨，蓝色箭头所指为截骨线。C.截骨后将塌陷的骨折区域抬高（蓝色箭头），取髂骨在截骨下方进行植骨（白色箭头）。D.用钢板进行支撑固定。E.骨折处理满意后，同期进行后交叉韧带重建手术（蓝色箭头）。F.后外复合体重建手术，图中所示为腘肌腱移植物（蓝短箭头）及固定螺钉（蓝长箭头）

疗上无法兼顾关节的承重和活动两项功能。可考虑的方案有两个：融合及关节置换。但由于患者年轻，不能首选关节置换。因此初步设计在感染消除后进行关节融合手术，待符合关节置换的年龄时（过15年左右）再进行铰链膝置换手术。

第四节 膝关节后外侧脱位

【病例1】

1．病史：患者男性，因右膝外伤性脱位于急诊入院。患者因车祸致右膝关节脱位，于我院急诊就诊，予以闭合复位石膏制动。但复查X线片后发现膝关节仍处于后外侧半脱位状态，因闭合复位不成功收入院，拟行切开复位。

2．查体：于膝关节内侧可见到特异的皮肤横沟体征，称为“酒窝征”。尝试闭合复位时可见酒窝征进一步加深。

3．辅助检查

（1）X线片：正位X线片显示后外侧半脱位，切线位X线片显示髌骨脱位（图1-4-1A和B）。

（2）MRI：内侧副韧带及关节囊脱套伤，嵌顿于关节间隙，形成“钮孔”样机制，妨碍复位（图1-4-1C，白色箭头）。

4．诊断：右膝关节后外侧脱位
右膝髌骨脱位
右膝多发韧带损伤

5．治疗方案：切开复位，外固定架固定（图1-4-2）。4周后拆除外固定架，同时麻醉下推拿松解，进行功能锻炼（图1-4-3）。如关节活动度恢复满意（通常需要屈膝大于90°，伸膝正常），可后期行韧带重建手术（图1-4-4）。

【病例2】

1．病史：患者男性，因右膝外伤性脱位于急诊入院。患者因车祸致右膝关节脱位，于我院急诊就诊，予以闭合复位石膏制动。但复查X线片后发现膝关节仍处于后外侧半脱位状态，因闭合复位不成功收入院，拟行切开复位。

2．查体：膝关节固定畸形。主动伸膝功能丧失，髌韧带胫骨结节附着点处空虚。

3．X线片：正、侧位X线片显示后外侧半脱位（图1-4-5）。

4．诊断：右膝关节后外侧脱位
右髌韧带断裂
右膝关节多发韧带损伤

5．治疗方案：切开复位、髌韧带修补，外固定架固定（图1-4-6）。4周后拆除外固定架，

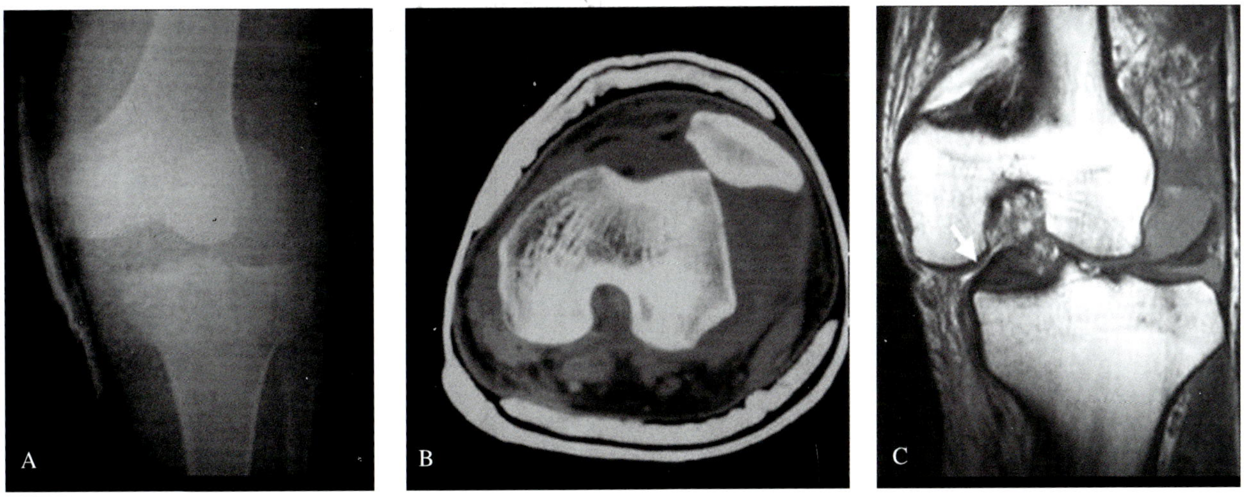

图1-4-1 膝关节后外侧脱位。A.X线片显示闭合复位后仍然存在后外侧脱位，表明该脱位无法进行闭合复位。B.该脱位合并髌骨脱位。C.MRI显示内侧副韧带及关节囊脱套伤，嵌顿于关节间隙，形成“钮孔”样机制，妨碍复位（白色箭头）

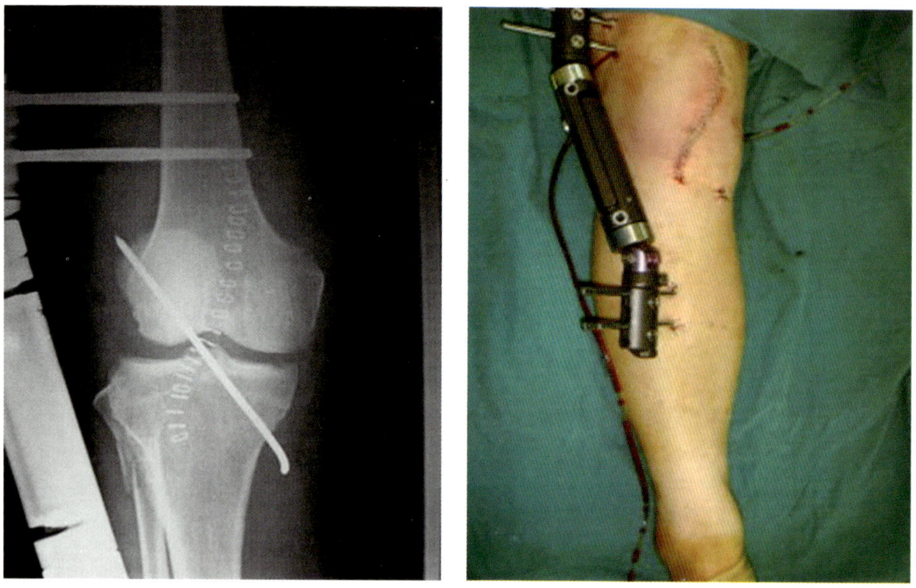

图1-4-2 切开复位，外固定架固定。上图左：X线片证实复位；上图右：皮肤切口及外固定架固定

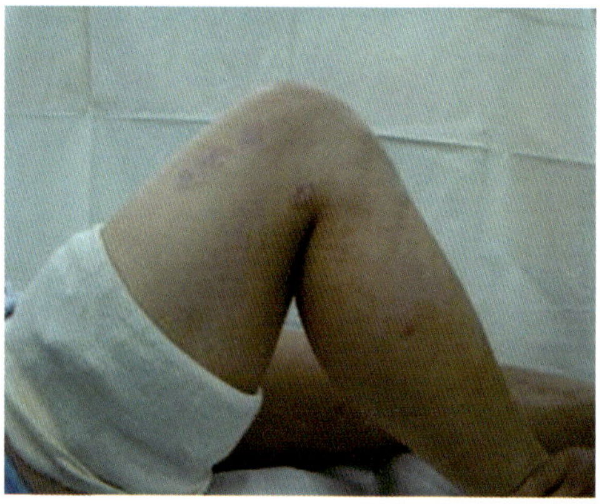

图1-4-3 左图：切开复位手术后4周，拆除外固定架，麻醉下推拿松解。下图左：后向应力X线片，显示胫骨明显后移，表明后交叉韧带松弛。下图右：外翻应力X线片，显示内侧间隙明显增大，表明内侧副韧带松弛

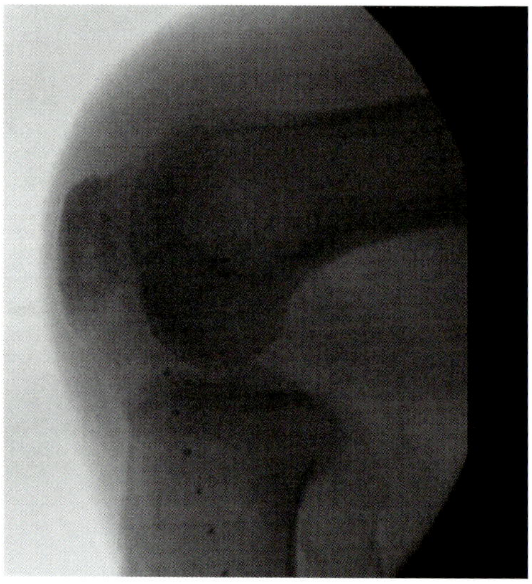

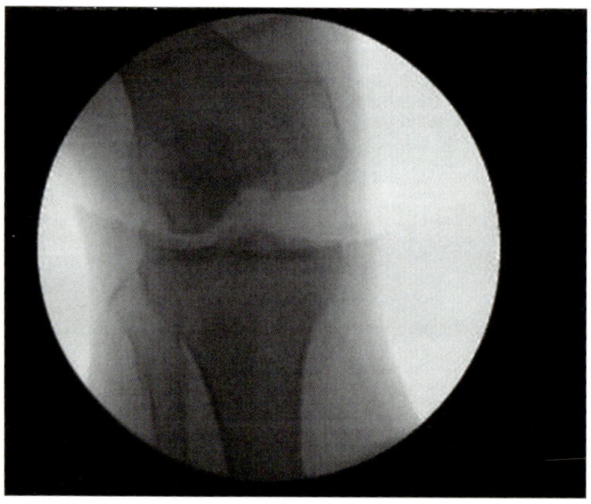

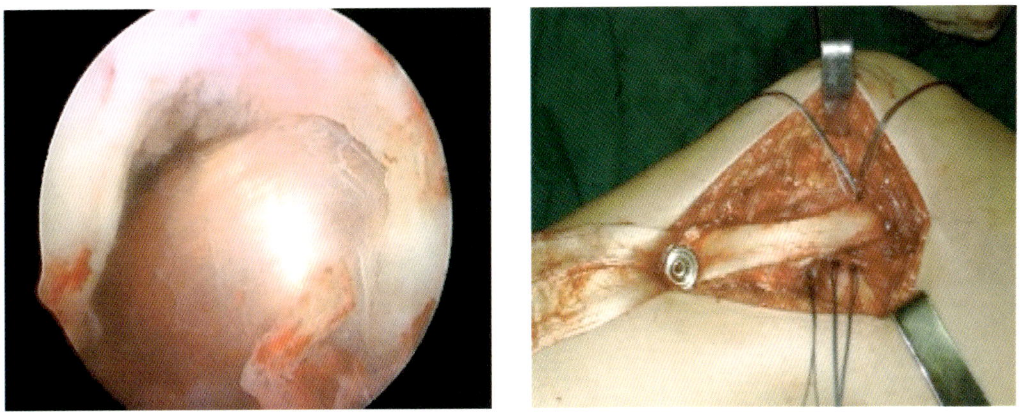

图1-4-4　后期韧带重建手术。上图左：关节镜图像，显示后交叉韧带重建移植物。上图右：异体跟腱重建内侧副韧带

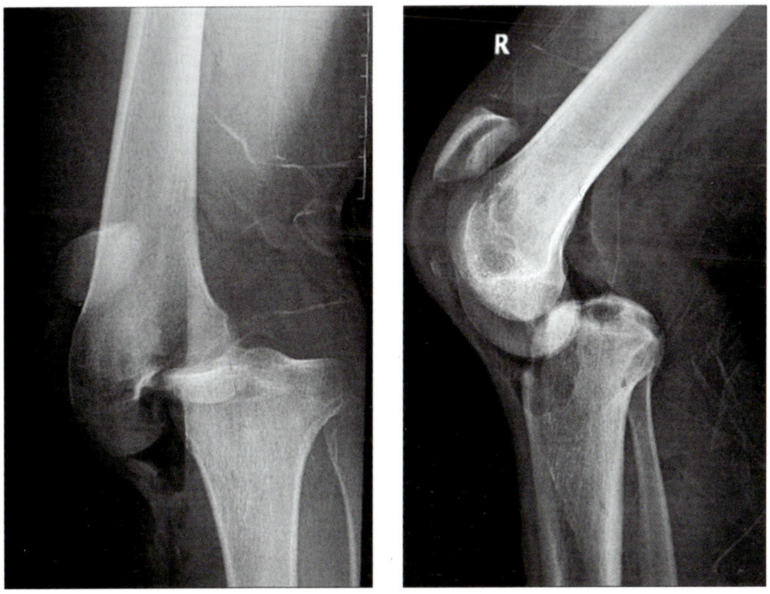

图1-4-5　膝关节后外侧脱位的正、侧位X线片

同时麻醉下推拿松解，进行功能锻炼。如关节活动度恢复满意（通常需要屈膝大于120°，伸膝正常），可后期行韧带重建手术。

专家点评

1．膝关节后外侧脱位的特点：后外侧脱位为旋转性脱位中最常见的类型。该脱位是由于膝关节处于屈曲、非负重状态时，受到突发性旋转应力，导致小腿相对于股骨内旋所致，是一种特殊类型的膝关节脱位。与其他类型脱位相比，具有以下几个鲜明的特点：首先，它是一种不可闭合复位的脱位。由于损伤时膝关节内侧结构自股骨髁附着区域袖套样撕脱且嵌顿于内侧关节间隙，呈“钮孔样”锁定膝关节（图1-4-1C），常需手术切开复位。需要注意的是，一旦出现酒窝征，即表明为锁定性后外侧脱位，是闭合复位的禁忌证。第二，这种损伤多合并其他结构损伤。例如，本节中第一例患者除合并多发韧带损伤外，还合并髌骨脱位。第二例则合并髌韧带断裂。这些严重的合并损伤都直接影响最终疗效。第三，预后较差。由于需要切开复位并一期处理合并的严重损伤，术后通常需要固定关节，这容易导致关节粘连，预后往往较差。第四，后期要根据关节活动度恢复情况，决定是否有条件进行韧带重建手术。

2．后外侧脱位的治疗：需要多期手术治疗。一期手术在急性期，需要及时进行关节切开复位，同时及时处理合并损伤。如本节中两例患者分别进行了髌骨内侧结构修补及髌韧带修复。术后需要进行外固定架固定4~6周。二期手术在一期手术4~6周后进行。拆除外固定架，试行麻醉下推拿松解膝关节；如不成功，可进行关节镜下松解。术后配合康复训练，恢复关节活动度。三期手术需要根据康复后的具体情况酌情进行处理。如果关节活动度仍不满意，可再次行松解手术。如果活动度恢复满意（如本节中第一例），则关节会表现出不稳定，可进行韧带重建。

第五节　内侧副韧带损伤

【病例1】

1．病史：患者男性，30岁，因“前交叉韧带及内侧副韧带损伤”于当地行“前交叉韧带切开重建、内侧副韧带修补术”。术后关节持续肿胀、疼痛，屈膝功能受限，于我院就诊。

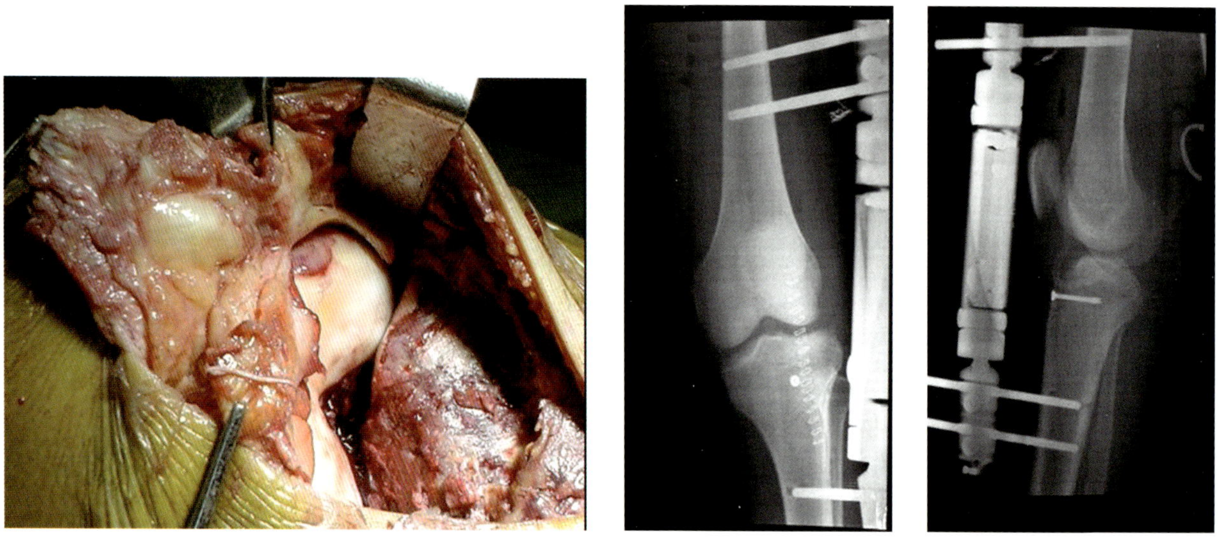

图1-4-6　切开复位，外固定架固定。上图左：切开复位手术。髌韧带自胫骨结节处撕脱，予螺钉固定。上图中：复位后正位X线片，显示关节对合正常。上图右：复位后侧位X线片，显示关节对合正常，胫骨结节处有金属螺钉固定髌韧带止点

2．查体：患者步态正常。左膝明显肿胀，可见膝正中及内侧两个长手术切口（图1-5-1）。膝关节活动度：0°（伸）⇋70°（屈）。髌骨各方向被动活动度均明显受限。

3．诊断：左膝关节内侧副韧带修补术后
左膝关节前交叉韧带重建术后
关节粘连

4．治疗方案：关节活动度差，严重影响日常功能，考虑行关节松解手术。

【病例2】

1．病史：患者女性，75岁，左膝内侧副韧带修补术后，因膝关节疼痛剧烈就诊。患者因"内侧副韧带损伤"于当地行修补术。术后关节持续肿胀、疼痛，经多种方法保守治疗无效后来我院就诊。

2．查体：患者步态正常。左膝轻度肿胀，可见膝内侧长手术切口。膝关节活动度正常，股骨内上髁处局部存在明显压痛。

3．辅助检查：X线片：股骨内上髁内侧副韧带附着点处钙化灶（图1-5-2）。

4．诊断：左膝内侧副韧带修补术后
异位骨化
关节粘连

5．治疗方案：目前患者以疼痛为主要症状，仍处于炎症进展期，可进行药物治疗，口服吲哚美辛。限制活动度及运动量，禁忌揉捏按摩，减少局部刺激。定期拍片观察骨化灶进展情况。

专家点评

1．内侧副韧带损伤的特点：临床上，内侧副韧带损伤很多见，可以单独损伤，也常合并其他韧带损伤。

内侧副韧带损伤后的一个显著特点是内侧副韧带自身愈合能力强。因此，目前学术界公认的内侧副韧带损伤治疗原则是：低度损伤给予保守治疗，包括1度（韧带牵拉伤，无临床不稳定）和2度（韧带连续性轻度受损，临床有轻度不稳定）损伤；手术治疗仅限于3度损伤（连续性完全中断，伸膝位外翻应力试验严重不稳定）。绝大多数内侧副韧带损伤保守治疗预后好，都不需手术修补。

内侧副韧带损伤的另一个特点是手术后容易出现并发症，包括关节粘连和异位骨化。基于此特点，一定要严格控制内侧副韧带修补的手术指征。

内侧副韧带损伤的第三个特点是：单纯损伤通常为1度和2度损伤。一旦出现3度损伤，就不

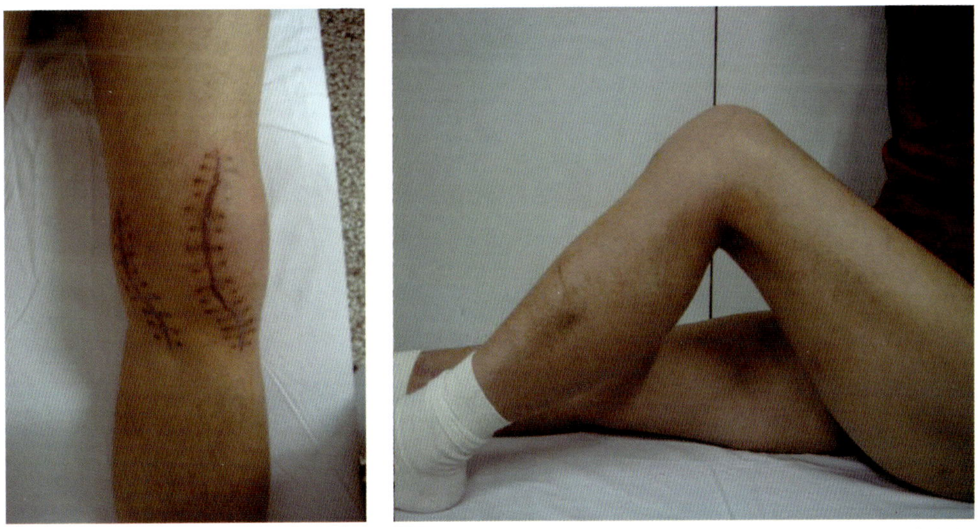

图1-5-1 左膝前交叉韧带切开重建、内侧副韧带修补术后，关节粘连。左图显示两个手术切口。右图显示屈膝受限。

再是单纯损伤，一定伴随前交叉韧带或后交叉韧带损伤。

2．病例分析：本节中两个病例均涉及内侧副韧带手术后常见的并发症：关节粘连和异位骨化。

第一个病例为术后关节粘连。推测原始损伤为内侧副韧带损伤合并前交叉韧带损伤。对于这种常见的合并损伤，目前学术界通常认为只需重建前交叉韧带，保守治疗内侧副韧带。即使内侧副韧带属于3度损伤，也可不必手术修补。本例中，虽然我们无从了解原始内侧副韧带的损伤程度，但显然属于过度治疗。对于前交叉韧带损伤，公认的标准治疗方法是关节镜下韧带重建。切开手术并发症多、准确性差，已经属于被淘汰的手术。在没有条件进行关节镜手术的情况下不应该草率进行切开手术。本例中连续两个错误——过度治疗和不恰当切开手术的叠加，导致了严重的关节粘连并发症。这类病例目前尚不少见，需要骨科医生们及时更新知识，严格掌握治疗原则。

第二个病例涉及内侧副韧带手术后异位骨化并发症。分析此病例，判断原始损伤为单纯内侧副韧带损伤。根据上述内侧副韧带的治疗原则分析，单纯损伤大多为低度损伤，不需要进行手术修补。况且患者高龄（75岁），就更不具备手术适应证，因此，此病例显然属于过度治疗。膝关节异位骨化现象少于髋关节及肘关节，多出现于内侧副韧带的股骨附着点区域，本病例的骨化病灶即出现在该区域。虽然本例的骨化病灶较小，尚未引起关节活动受限，但仍然提示我们不应该过度治疗内侧副韧带损伤。手术过度治疗会诱发和加剧异位骨化的形成，严重者可导致关节僵直（图1-5-3）。因此，只有对内侧副韧带损伤进行适当的治疗，才可以有效地防范异位骨化形成。

3．内侧副韧带损伤的治疗要点：综上所述，上述两个病例反映出治疗内侧副韧带损伤的一个普遍现状——过度治疗。因此，应该建立这样一个概念：绝大多数的内侧副韧带损伤不需要手术治疗，手术修补仅仅限于3度损伤。

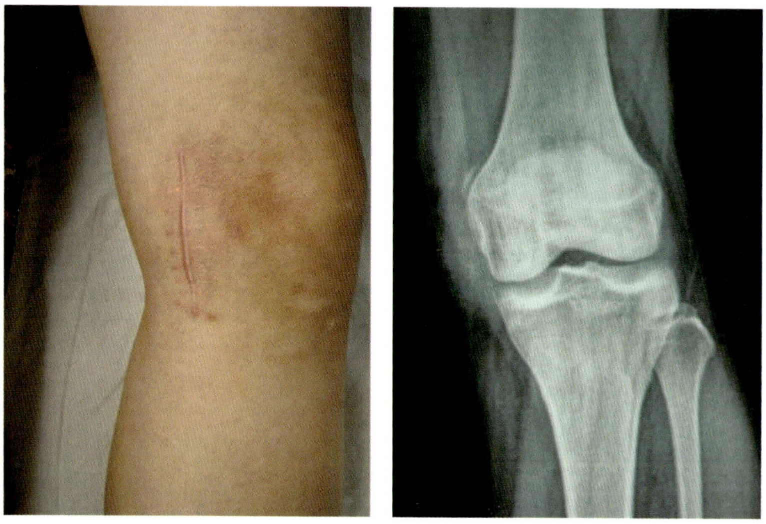

图1-5-2 单纯内侧副韧带损伤修补术后异位骨化形成。左图显示手术切口。右图显示股骨内上髁异位骨仅病灶

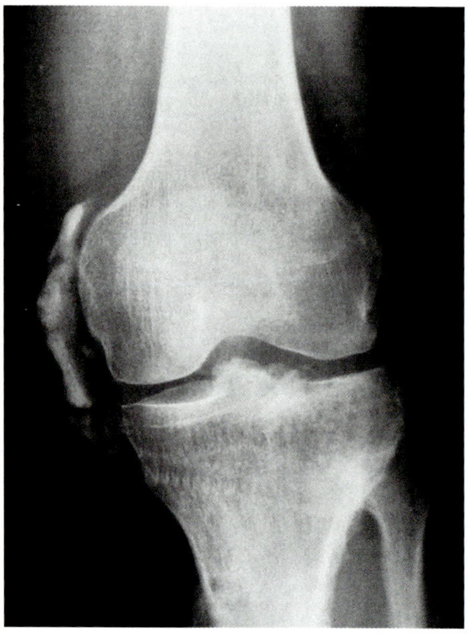

图1-5-3 内侧副韧带异位骨化病灶跨越膝关节间隙，导致关节僵硬

第六节　复发性髌骨脱位

复发性髌骨脱位是临床上比较常见的膝关节损伤，患者有两次或两次以上的髌骨向外侧脱位的病史，严重影响患者的运动能力和日常生活。以往治疗髌骨脱位的手术方法很多，包括近端力线重排、胫骨结节内移、股骨滑车成形、髌骨切除等。近来随着对内侧髌骨韧带（medial patellofemoral ligament，MPFL）的相关研究的深入，人们开始认识到MPFL对于髌骨脱位的重要意义。在膝关节内侧的软组织稳定结构中，MPFL是最重要的限制髌骨向外侧脱位的结构，提供53%~80%的限制作用。而且，第一次急性髌骨脱位后会导致MPFL损伤，而MPFL损伤后自身愈合能力较差，不足以保持髌骨稳定，所以约有50%的急性髌骨脱位的患者会出现复发性髌骨脱位。

MPFL重建的目的是恢复髌骨内侧的稳定结构，限制髌骨向外侧脱位。目前，有很多重建MPFL的手术方法。所有手术技术的目的都是在髌骨内缘和股骨内上髁的MPFL止点之间建立腱性连接，模拟正常的MPFL。不同的手术技术所使用的移植物有很多种，包括自体半腱肌腱、股薄肌腱、髌内侧支持带、股四头肌腱、髌腱、异体肌腱或人工韧带。固定技术包括骨隧道、骨膜滑车、单纯缝合、缝合锚等不同方法。多数文献报告的术后成功率很高，再脱位率仅为0~10%。

我们采用自体或异体半腱肌腱或胫前肌腱重建MPFL，髌骨侧采用“L形”骨隧道或缝合锚固定，股骨侧采用骨隧道和可吸收挤压螺钉固定，治疗复发性髌骨脱位。

【病例1】

1．病史：患者女性，34岁，8年前跑步时摔倒，出现左侧髌骨脱位，未进行特殊治疗。以后反复出现“打软腿”症状，多次在走路时摔倒，来我院检查，诊断为复发性髌骨脱位。

2．查体：膝关节屈伸活动度0°⇋120°，髌骨外推试验（+），外推恐惧试验（+），髌骨研磨试验（+），屈伸膝活动时髌股关节摩擦感明显（图1-6-1）。Q角测量左膝20°，右膝19°（图1-6-2）。

3．辅助检查：X线检查显示关节内游离体，髌骨轴位像显示髌骨向外侧脱位，Caton指数1.09（Caton指数为胫骨平台前上缘到髌骨关节面下缘的距离和髌骨关节面长度之比，正常值为1.0，≥1.2则为高位髌骨）（图1-6-3和图1-6-4）。CT测量胫骨结节－股骨滑车间距（TT-TG）：0°位15mm，屈膝30°位20mm，股骨滑车发育不良（图1-6-5）。

4．手术方案：鉴于患者多次脱位，且伴

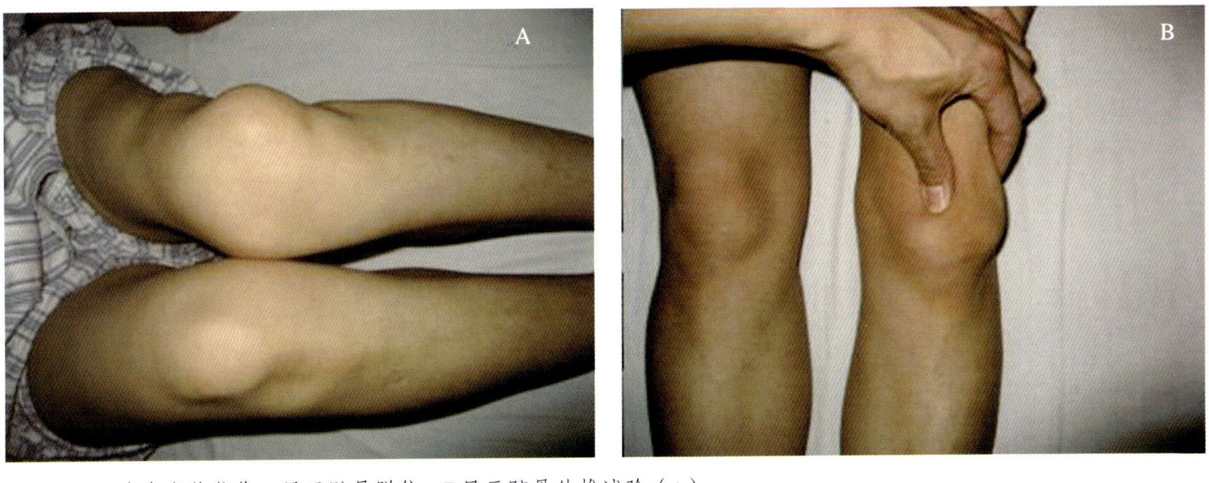

图1-6-1　A为患者体位像，显示髌骨脱位。B显示髌骨外推试验（+）

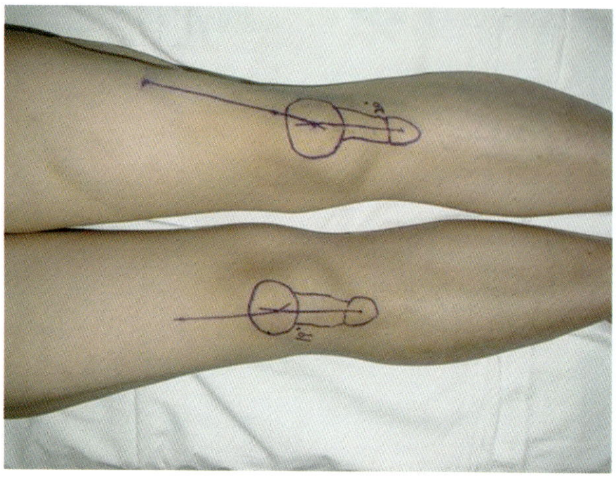

图1-6-2 Q角测量。左膝Q角20°，右膝Q角19°

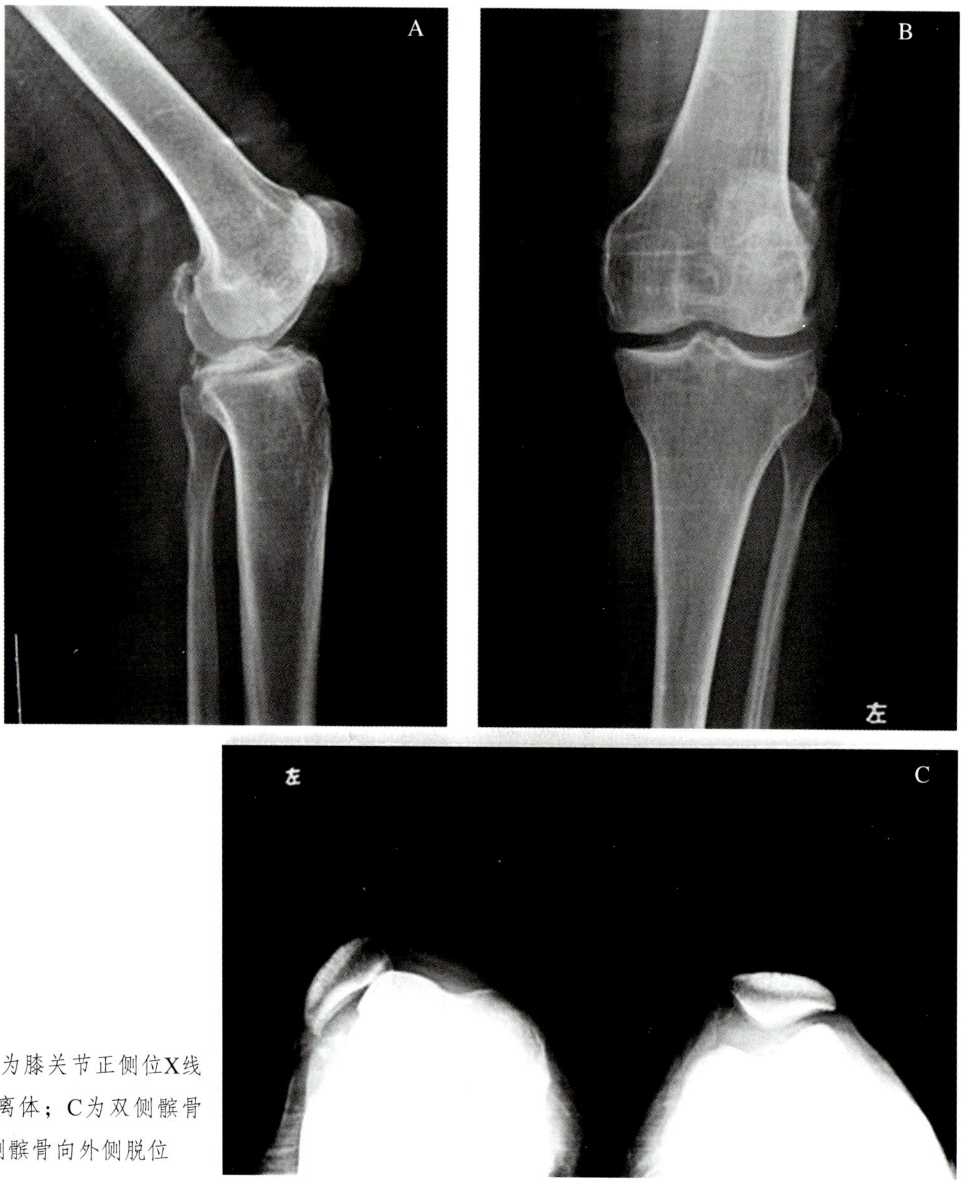

图1-6-3 A、B分别为膝关节正侧位X线片，显示关节内游离体；C为双侧髌骨切线位像，显示左侧髌骨向外侧脱位

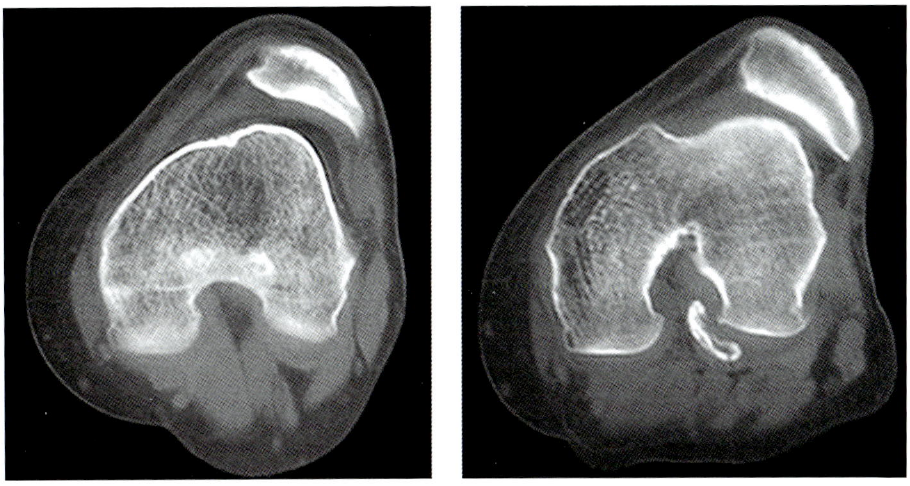

图1-6-4　CT显示股骨滑车发育不良，髌骨向外侧脱位，关节内游离体

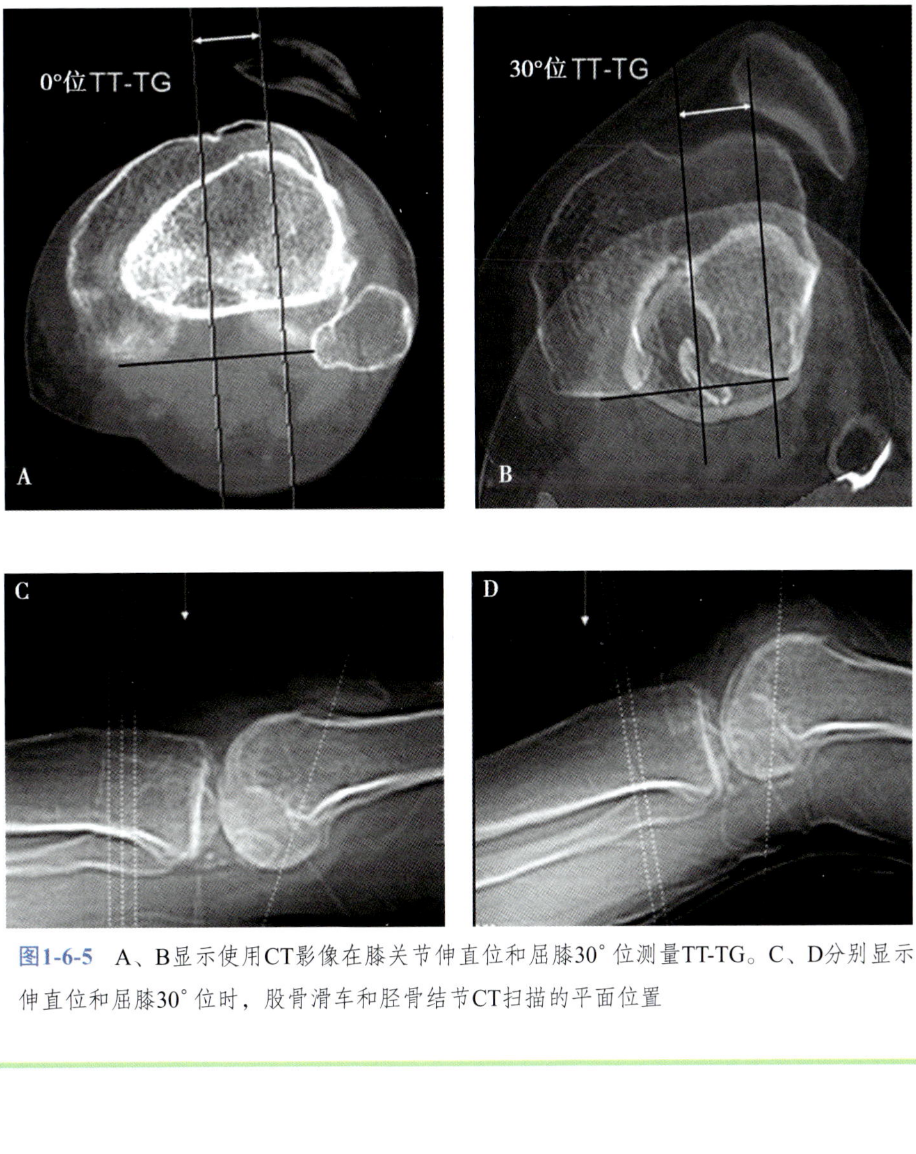

图1-6-5　A、B显示使用CT影像在膝关节伸直位和屈膝30°位测量TT-TG。C、D分别显示伸直位和屈膝30°位时，股骨滑车和胫骨结节CT扫描的平面位置

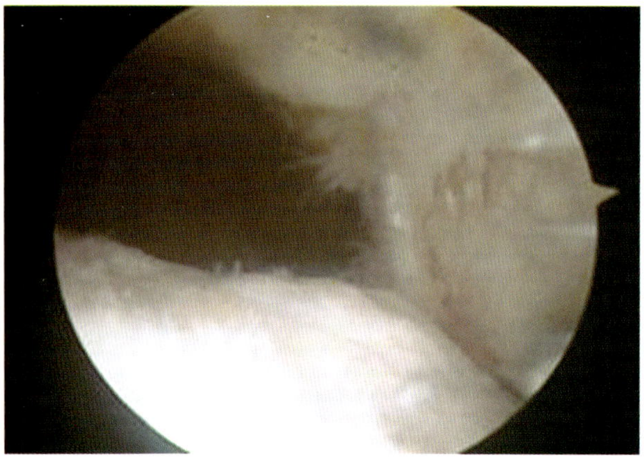

图1-6-6 关节镜检查显示髌骨向外侧脱位，进行关节镜下髌骨外侧支持带松解

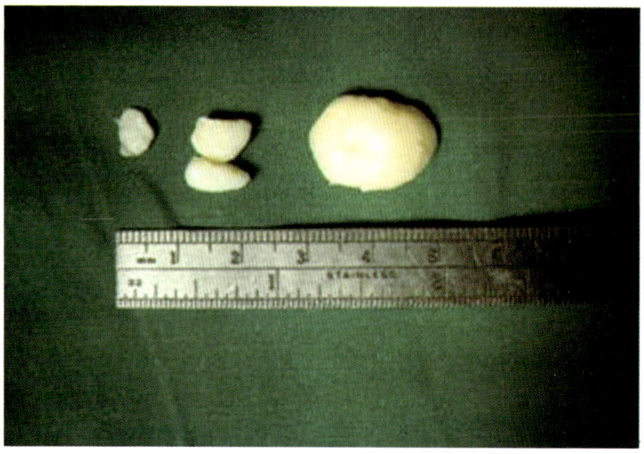

图1-6-7 取出的关节内游离体

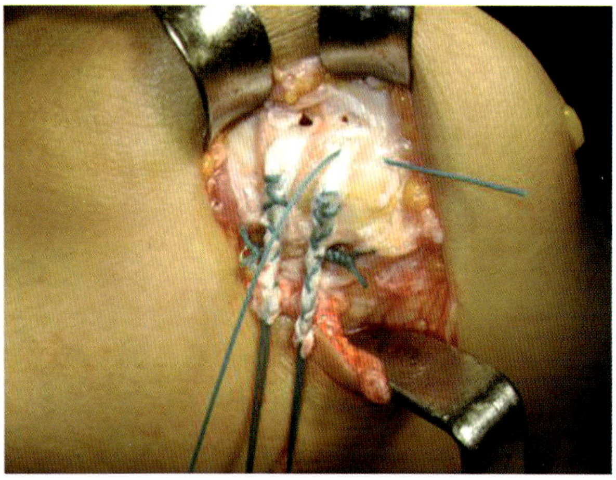

图1-6-8 MPFL重建

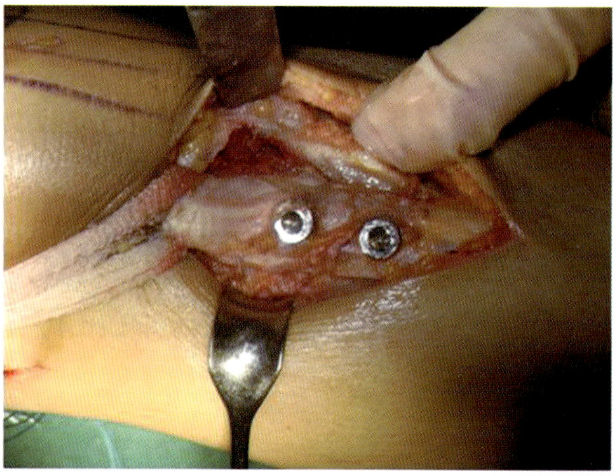

图1-6-9 胫骨结节内移截骨

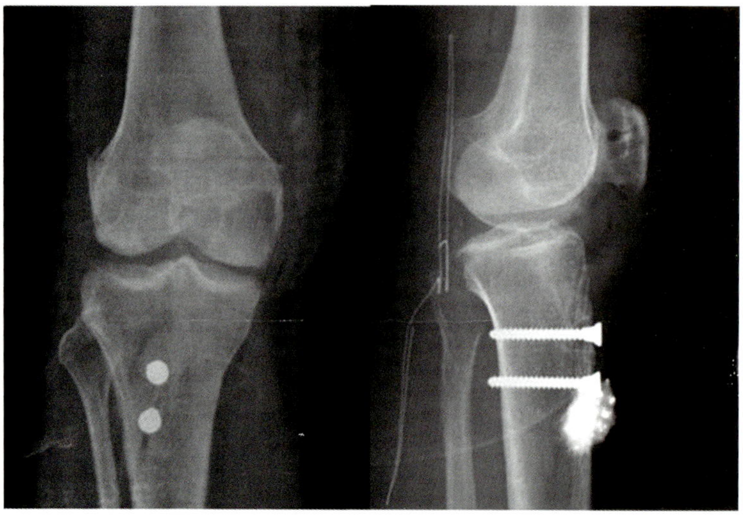

图1-6-10 术后X线片显示MPFL重建的髌骨隧道和胫骨结节内移截骨术后的胫骨内固定螺钉

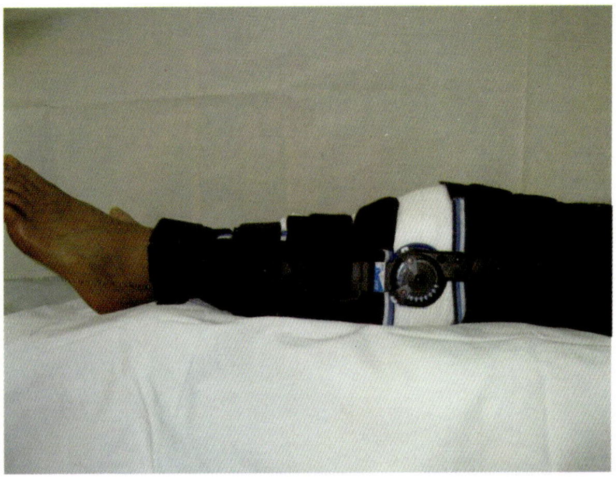

图1-6-11 术后使用支具保护，固定于膝关节伸直位，不需要进行石膏固定

股骨滑车发育不良，Q角20°，手术治疗方案为MPFL重建、关节镜下髌外侧支持带松解、胫骨结节内移截骨（图1-6-6至图1-6-11）。

专家点评

1．复发性髌骨脱位的诊断要点：复发性髌骨脱位的诊断主要依靠病史和临床查体。患者膝部可能有不稳感，发软或踏空感，也可能有疼痛；对反复脱位的患者，可能没有或仅有很小的外伤因素就会导致髌骨脱位。复发性髌骨脱位患者既往曾有一次或一次以上的髌骨向外侧脱位病史。体格检查发现髌骨外推试验阳性，髌骨外推恐惧试验阳性，髌骨研磨试验可以阳性，有些患者可能存在Q角（髌腱与大腿长轴股四头肌的夹角）增大、膝外翻等。

2．复发性髌骨脱位的治疗方法：对于首次髌骨脱位（创伤性急性髌骨脱位），或不愿意接受手术治疗的复发性髌骨脱位患者，可以采取保守治疗。文献报道，急性髌骨脱位的患者发生再次脱位的比率约为50%，仍有50%的患者髌骨内侧稳定结构能够愈合。所以对于急性髌骨脱位，首选的治疗方案仍为保守治疗，应尽可能恢复髌骨内侧稳定结构并促进愈合，如佩戴髌骨保护支具等。而对复发性髌骨脱位，或者存在髌骨脱位易患因素的首次髌骨脱位患者，如高位髌骨、股骨滑车发育不良、Q角过大等，单纯保守治疗后仍然可能出现复发性脱位，需考虑行手术治疗。

手术治疗适应证：伴有骨软骨骨折、关节内游离体、髌股关节不适合、高位髌骨、股骨滑车发育不良的急性首次髌骨脱位，复发性髌骨脱位。对希望从事高水平体育活动的人群，在首次出现髌骨脱位时也可以进行手术治疗。

目前较为有效的手术治疗方法是进行MPFL重建。同时，根据髌骨外侧支持带的紧张程度，决定是否需要进行松解；根据Q角和TT-TG评估胫骨结节外偏的程度，决定是否需要进行胫骨结节内移截骨，以矫正髌骨远端力线。

3．MPFL重建的有效性和安全性：膝关节防止髌骨向外侧脱位的被动稳定结构包括两部分：股骨滑车的骨性稳定结构和膝关节内侧的软组织稳定结构。正常膝关节，股骨滑车外侧壁有阻挡髌骨向外侧脱位的作用，但对股骨滑车发育不良的患者，由于股骨外髁发育平坦，无法提供足够的阻挡以限制髌骨向外侧脱位或半脱位；而在屈膝早期（0°~30°），髌骨尚未进入股骨滑车，此时主要依靠膝关节内侧的软组织稳定结构控制髌骨的稳定性。在膝关节内侧的软组织稳定结构中，MPFL是限制髌骨向外侧脱位最重要的结构。目前文献报告了多种重建MPFL的手术技术，所有手术技术的目的都是在髌骨内缘和股骨内上髁MPFL止点之间建立腱性连接，模拟正常的MPFL；不同点在于移植物的选取和固定技术。多数文献报告的术后成功率很高，再脱位率仅为0~10%。

但MPFL重建仅限于治疗复发性髌骨脱位，对固定性脱位、习惯性脱位或者合并严重股骨滑车发育不良的患者，仍然需要同时进行滑车成形、下肢力线矫正等手术。而对不合并明显骨性异常的复发性脱位，MPFL重建联合软组织松解，必要时进行胫骨结节内移截骨能够有效地改善髌骨稳定性，可以避免股骨滑车成形等重建骨性稳定结构的手术。

4．胫骨结节内移截骨的必要性：髌骨脱位的治疗与膝关节韧带重建很相似，应首先矫正力线异常，然后再进行韧带重建。通常使用Q角或TT-TG评估力线。如Q角>20°或TT-TG>20mm，需首先进行胫骨结节内移截骨，以矫正下肢力线。我们更倾向于使用CT测量的TT-TG评估下肢力线，原因是Q角的测量受很多因素的影响，例如膝关节肿胀、肥胖、髌骨外位等，可能造成Q角测量不准确；而TT-TG通过CT测量胫骨结节与股骨滑车沟的间距，干扰因素较少，测量准确。一般情况下，我们根据术前的TT-TG测量值，将胫骨结节内移约10mm，使截骨固定后的TT-TG值减小到10~15mm的正常范围内，然后再进行MPFL重建。这样能够降低髌骨向外侧脱位的倾向，防止重建的MPFL承受过大的拉力。

5．髌骨脱位的合并损伤：有些情况下，髌骨脱位可能合并关节内其他结构损伤，尤其是患者膝关节外翻位受伤时，可合并前交叉韧带损伤，有些患者还同时合并半月板撕裂。因此，在检查和诊断时，需要注意合并损伤，避免出现漏诊，必要时应进行核磁共振检查。另外，术中要进行全面的关节镜下检查，一方面可以发现可能的游离体，另一方面可以检查关节内其他结构，避免出现漏诊。

【病例2】

患者女性，17岁，右膝关节扭伤。患者主诉受伤时膝关节处于外翻位，感到髌骨向外侧脱位后立即复位，膝关节肿胀、疼痛。诊断为急性髌骨脱位。入院后进行初期康复，膝关节肿胀和疼痛缓解，再次检查时查体发现Lachman试验（+），终末点松弛。MRI检查显示前交叉韧带损伤，内、外侧半月板撕裂，MPFL损伤（图1-6-12至图1-6-15）。

治疗方案：一期进行关节镜下前交叉韧带重建，内、外侧半月板缝合修补，髌骨外侧支持带松解，MPFL重建（图1-6-16）。

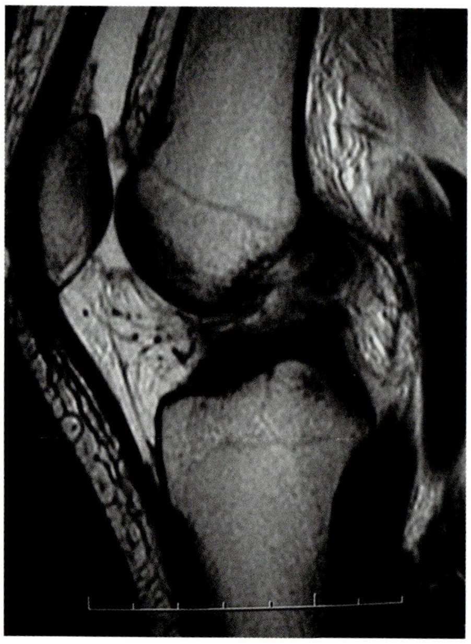

图1-6-12 MRI显示前交叉韧带断裂

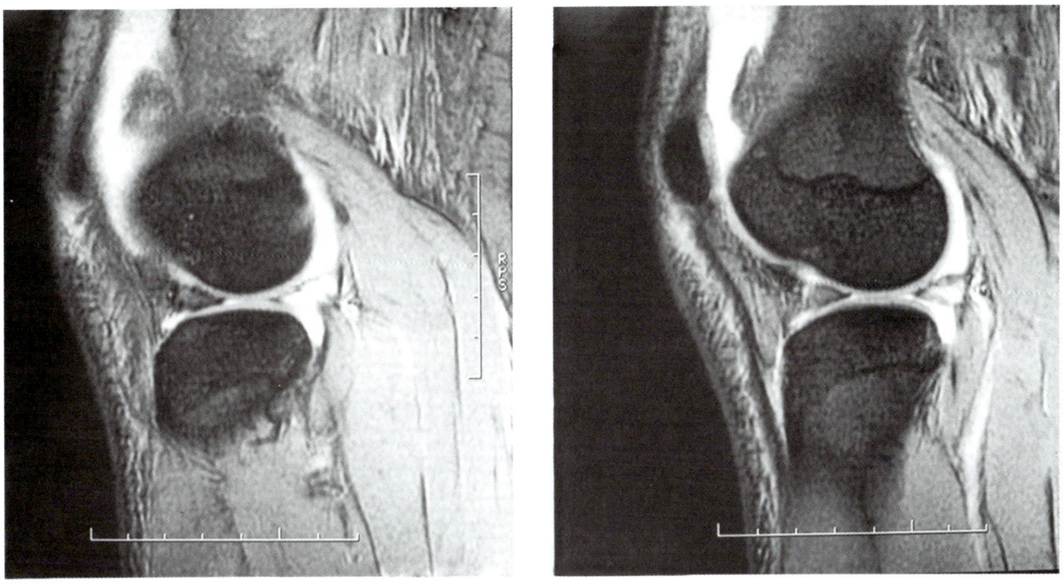

图1-6-13　MRI显示内侧半月板后角消失，“鬼影”半月板，诊断为内侧半月板撕裂

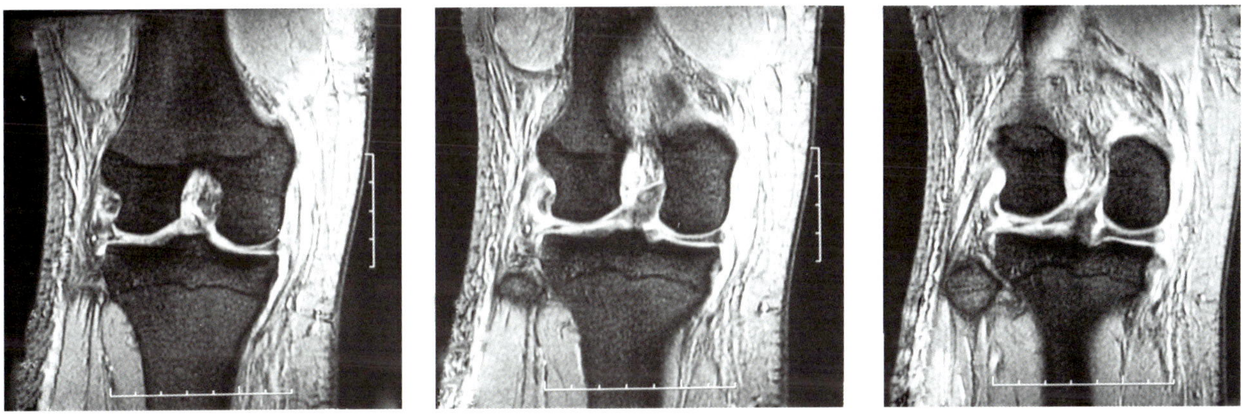

图1-6-14　外侧半月板连续3个层面变小，并且形状改变，诊断为外侧半月板撕裂

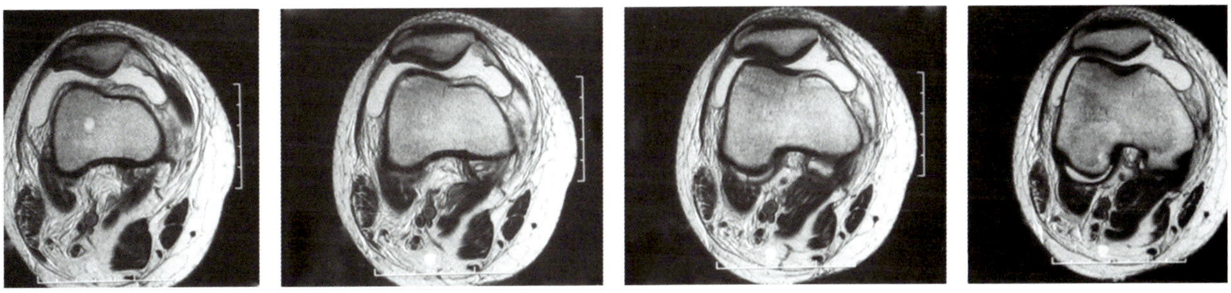

图1-6-15　MRI显示MPFL不连续，关节内积液

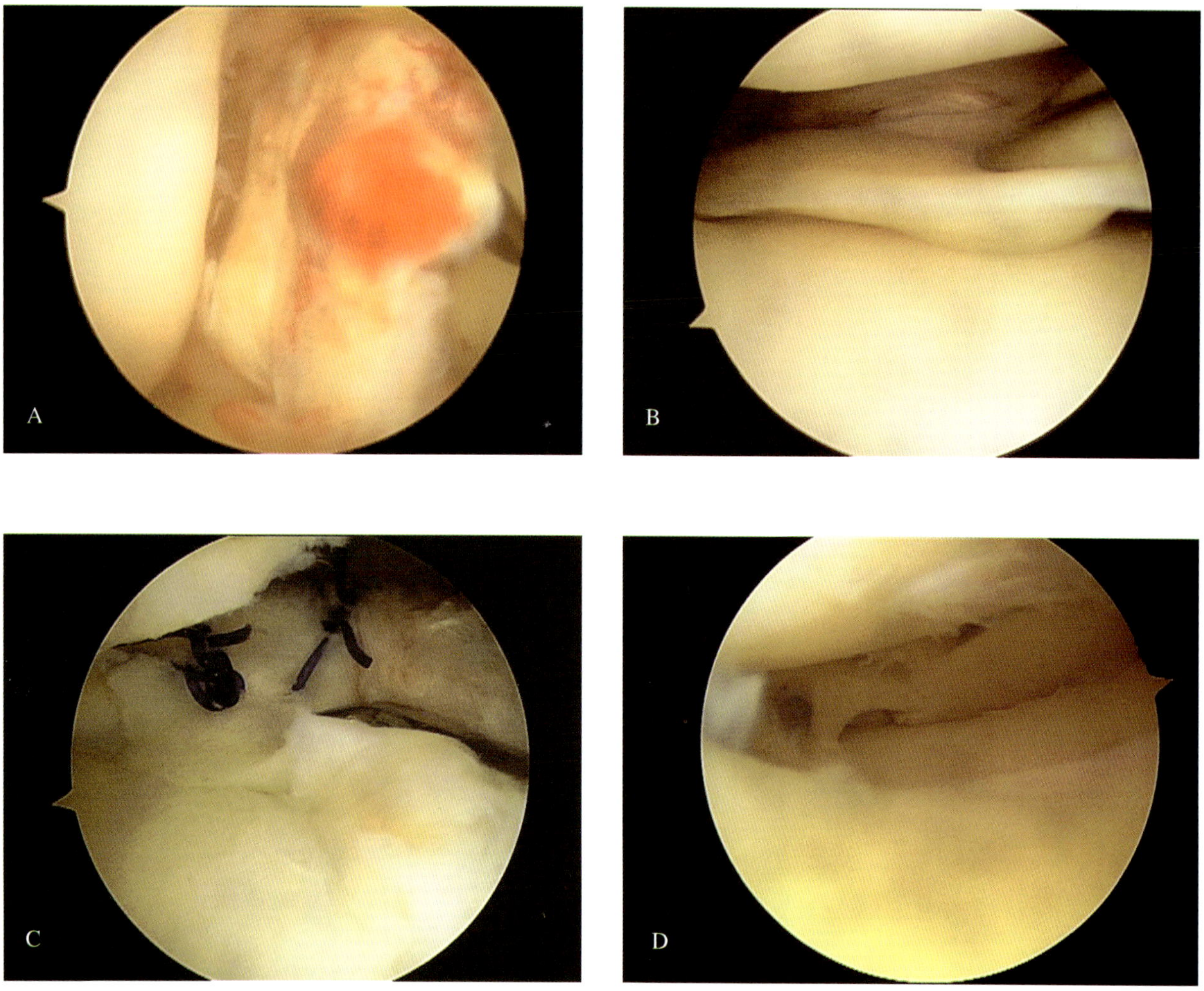

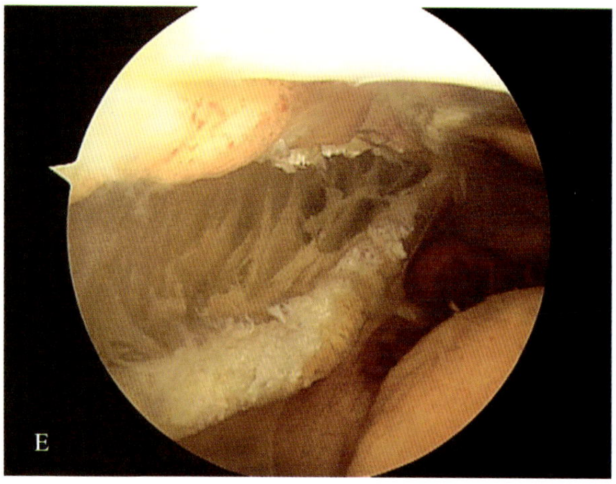

图1-6-16 A.关节镜检查显示前交叉韧带断裂；B.外侧半月板后角撕裂；C.使用缝线缝合两针后的外侧半月板后角；D.内侧半月板体部撕裂，使用Biostinger®缝合；E.髌骨外侧支持带松解

专家点评

髌骨脱位合并损伤的考虑：有些情况下，髌骨脱位会合并关节内其他结构损伤，尤其是患者膝关节于外翻位受伤时，容易出现髌骨脱位合并前交叉韧带损伤，有些患者还会同时合并半月板撕裂。因此，在检查和诊断时，需要注意合并损伤，避免出现漏诊。必要时需要进行MRI检查，防止出现误诊和漏诊。另外，在髌骨脱位的手术中，首先要进行全面的关节镜检查，一方面可以寻找游离体，另一方面可以检查关节内结构，避免出现漏诊。复发性髌骨脱位有合并膝关节其他结构损伤的可能，也可在膝关节其他韧带损伤时合并出现，因此在临床工作中，需要进行仔细鉴别，必要时可行膝关节MRI检查。

【病例3】

患者女性，19岁，左膝复发性髌骨脱位。术前X线片测量显示高位髌骨，Carton指数1.51（图1-6-17）。进行胫骨结节内移截骨，同时向远端移位7mm。术后测量Carton指数减小为1.18（图1-6-18）。

【病例4】

习惯性髌骨脱位患者，于当地医院进行髌外侧支持带松解、内侧支持带紧缩缝合术；同时进行胫骨结节截骨，向下移位约3cm，并向内侧移位，术后出现严重的屈膝受限（图1-6-19至图1-6-21）。

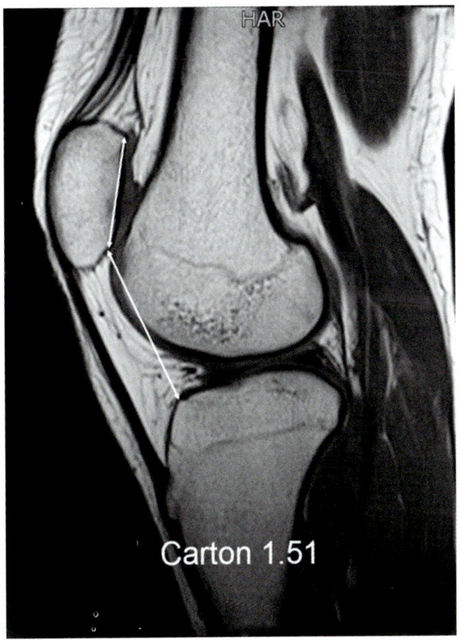

图1-6-17 患者术前测量Carton指数为1.51，诊断为高位髌骨

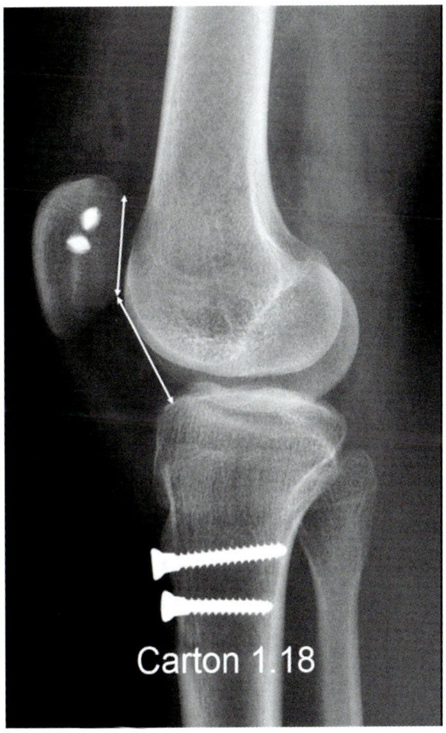

图1-6-18 患者TT-TG测量>20mm，因此进行胫骨结节内移截骨。同时，将胫骨结节向远端移位7mm，术后测量Carton指数减小为1.18

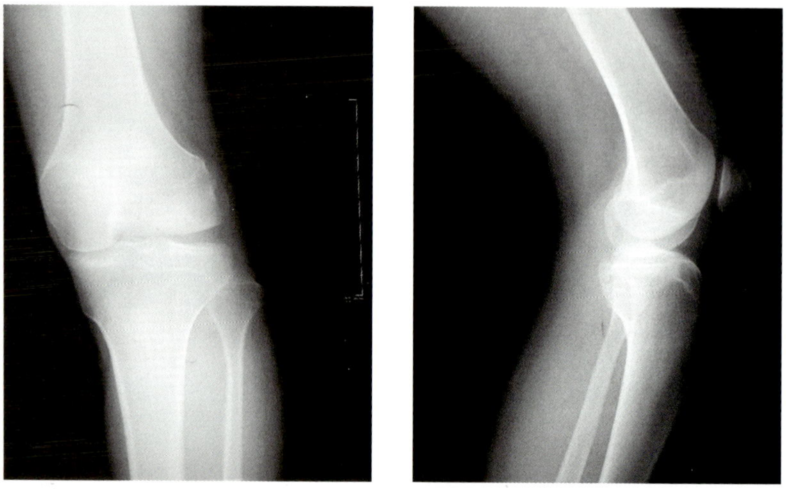

图1-6-19 术前患者高位髌骨并不明显，Carton指数1.12

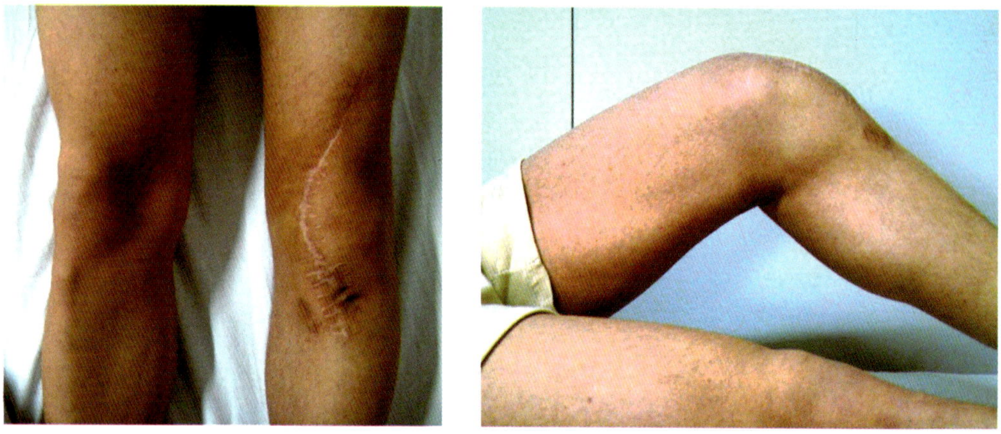

图1-6-20 患者体位像显示膝关节切口和屈膝受限的程度

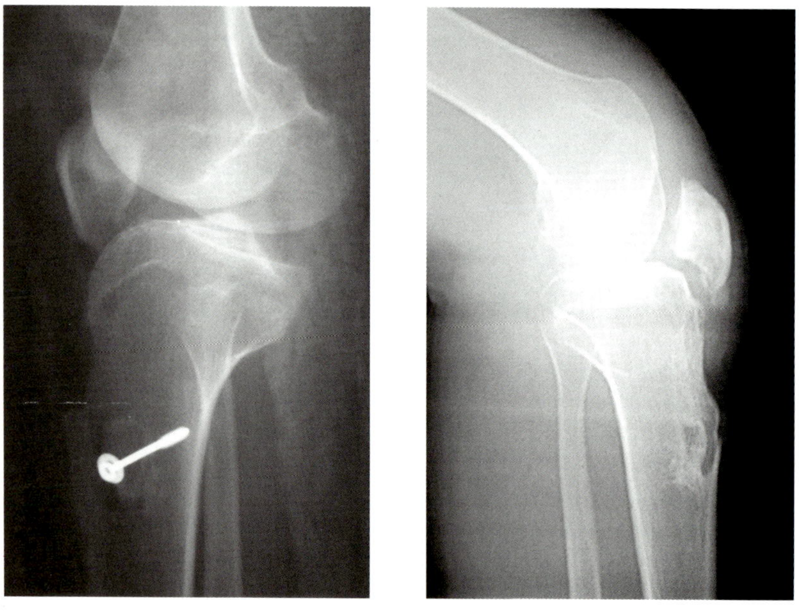

图1-6-21 患者进行胫骨结节远端和内侧移位术后，患侧出现明显的低位髌骨

【病例5】

患者女性，32岁，右膝复发性髌骨脱位。术前下肢全长像显示膝外翻（图1-6-22），进行股骨远端截骨矫形，术后未再次出现髌骨脱位。

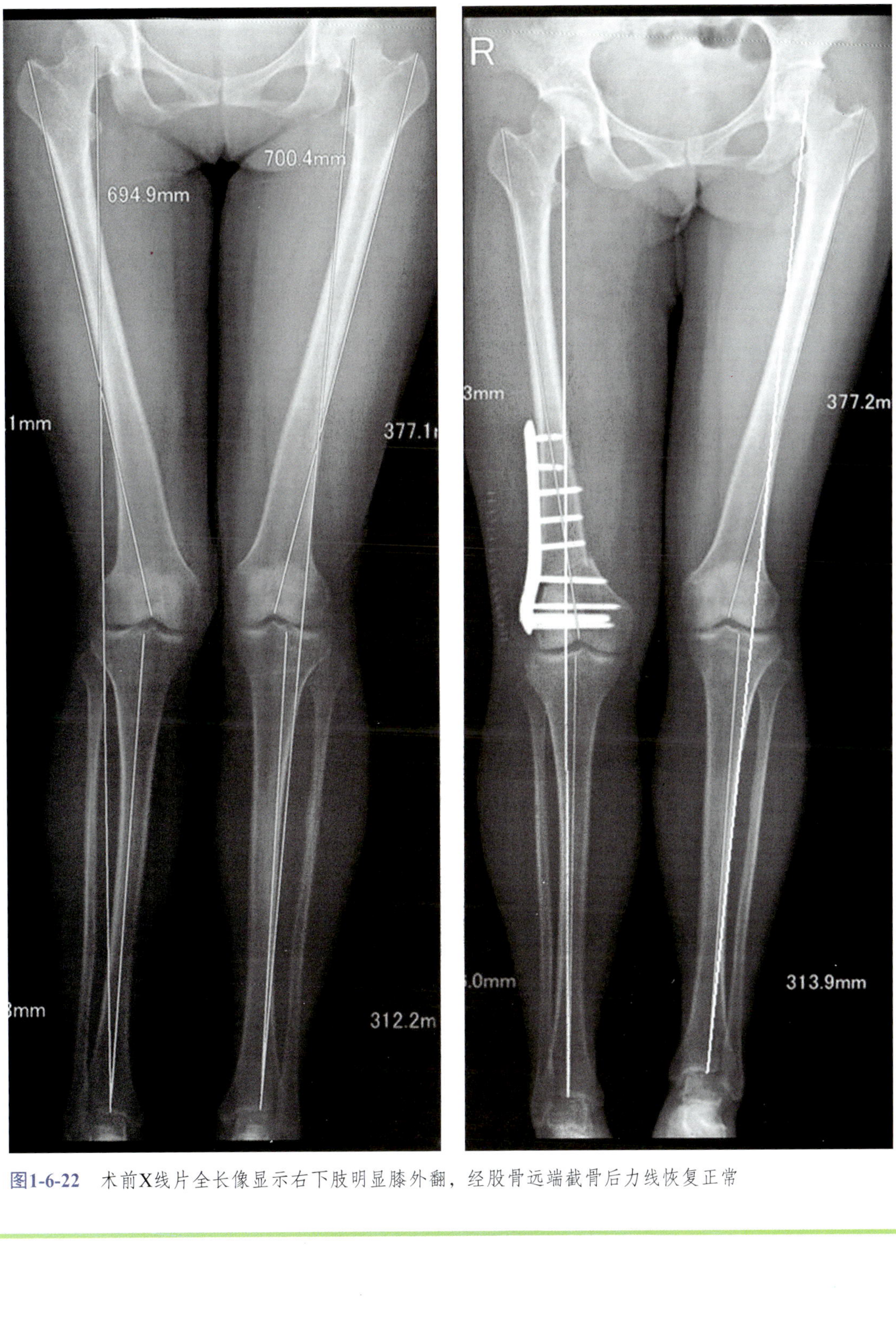

图1-6-22　术前X线片全长像显示右下肢明显膝外翻，经股骨远端截骨后力线恢复正常

专家点评

胫骨结节内移截骨的必要性：髌骨脱位的治疗与膝关节韧带重建很相似，应当首先矫正力线的异常，然后再进行韧带重建。通常使用Q角或TT-TG评估髌骨脱位的力线异常。如Q角>20°

或TT-TG>20mm，需要首先进行胫骨结节内移截骨，矫正下肢力线。我们更倾向于使用CT测量的TT-TG值评估下肢力线，原因是Q角的测量受很多因素的影响，例如膝关节肿胀、肥胖、髌骨外位等，都会造成Q角测量不准确。而TT-TG使用CT测量胫骨结节与股骨滑车沟的间距，干扰因素较少，测量准确。一般情况下，我们根据术前的TT-TG测量值，将胫骨结节内移约10mm，使截骨固定后的TT-TG恢复到10~15mm的正常范围内，然后再进行MPFL重建。这样就能够缓解髌骨向外侧脱位的倾向，防止重建的MPFL承受过大的拉力。

对复发性髌骨脱位，如果术前测量显示患者确实存在明显的高位髌骨，可以进行胫骨结节远端移位。但一定要严格规划术中向远端移位的距离，必要时进行术中透视或者拍片，防止出现低位髌骨。一般情况下，若使Carton指数由1.4减小到1.2，胫骨结节需要向远端移位约7~10mm，过度的向远端移位会导致低位髌骨，造成患者膝关节功能障碍。因此在术前和术中一定要严格控制手术适应证，谨慎操作。

因下肢力线异常引起的髌骨脱位，需要首先矫正力线，然后根据患者的具体情况，再进行相应的治疗。

第七节 胫骨髁间棘撕脱骨折

【病例1】

1．病史：患者男性，16岁，打球跳起落下时扭伤左膝关节1天，左膝关节疼痛、肿胀，无法负重行走，于我院门诊就诊。

2．查体：左膝关节肿胀，痛性活动受限，血管神经检查未见异常。左膝关节前抽屉试验（+），终末点硬；轴移试验（+）。

3．辅助检查

（1）X线片：可见胫骨髁间棘骨折，骨折块前缘向上方翘起（图1-7-1）。

（2）MRI：可以准确观察胫骨髁间棘骨折块情况，并同时观察前交叉韧带实质部有无明显断裂（图1-7-2）。

4．诊断：左胫骨髁间前棘骨折

5．治疗方案：患者膝关节肿胀、疼痛，不能负重。通过影像学检查，患者属于2型胫骨髁间棘撕脱骨折，行关节镜下胫骨髁间前棘骨折复位内固定术（图1-7-3）。

专家点评

手术方法：传统的手术方法是采用经髌旁的长弧形切口进行复位固定。近年来随着关节镜技术的发展，使用关节镜对胫骨髁间棘骨折进行复位固定已经成为经典的手术方法。采用半截石位或者平卧位，常规前内侧、前外侧入路。关节镜下探查骨折情况，并对骨折面进行新鲜化处理。使用关节镜探钩或弯钳辅助骨折块复位后，于髌内侧高位做一辅助入路，使用空心钉导针将骨块固定，然后使用空心钻钻开单层骨皮质，根据骨块大小拧入1~2枚空心钉固定。最后使用关节镜探钩探查骨折块牢固程度。

【病例2】

1．病史：患者女性，25岁，车祸致伤左膝关节1天。左膝关节疼痛、肿胀，无法负重行走。

2．查体：左膝关节肿胀，痛性活动受限，血管神经检查未见异常。左膝关节后抽屉试验（+），终末点（±）。

3．辅助检查

（1）X线片：可见胫骨髁间后棘骨折，骨折块后缘向上方翘起（图1-7-4）。

（2）MRI：可以准确观察胫骨髁间后棘骨折块情况，并同时观察后交叉韧带实质部有无明显断裂（图1-7-5）。

4．诊断：左胫骨髁间后棘骨折

5．治疗方案：患者膝关节肿胀、疼痛，不能负重。通过影像学检查，患者属于胫骨髁间后棘撕脱骨折，移位较大，需要手术治疗。

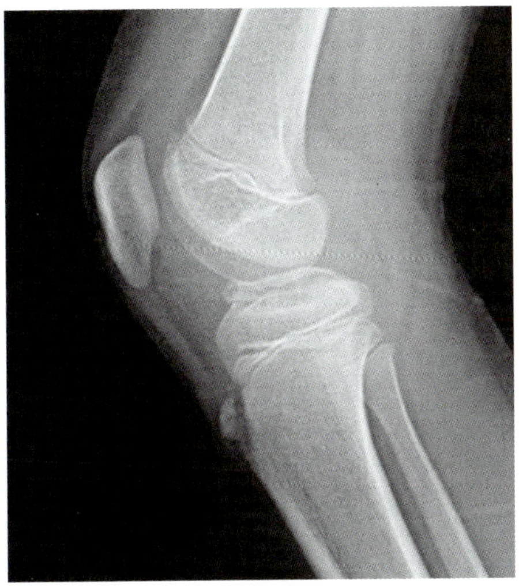

图1-7-1　膝关节侧位片可见胫骨髁间前棘骨折，骨折块翘起

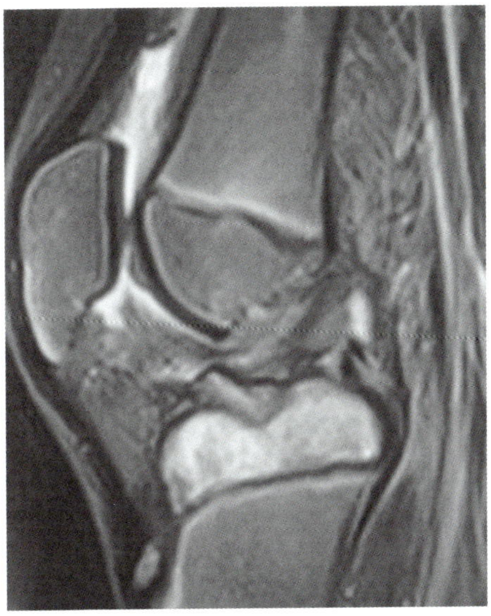

图1-7-2　矢状位MRI可以准确观察胫骨髁间前棘骨折块翘起，且前交叉韧带连续性尚可，无明显实质部断裂

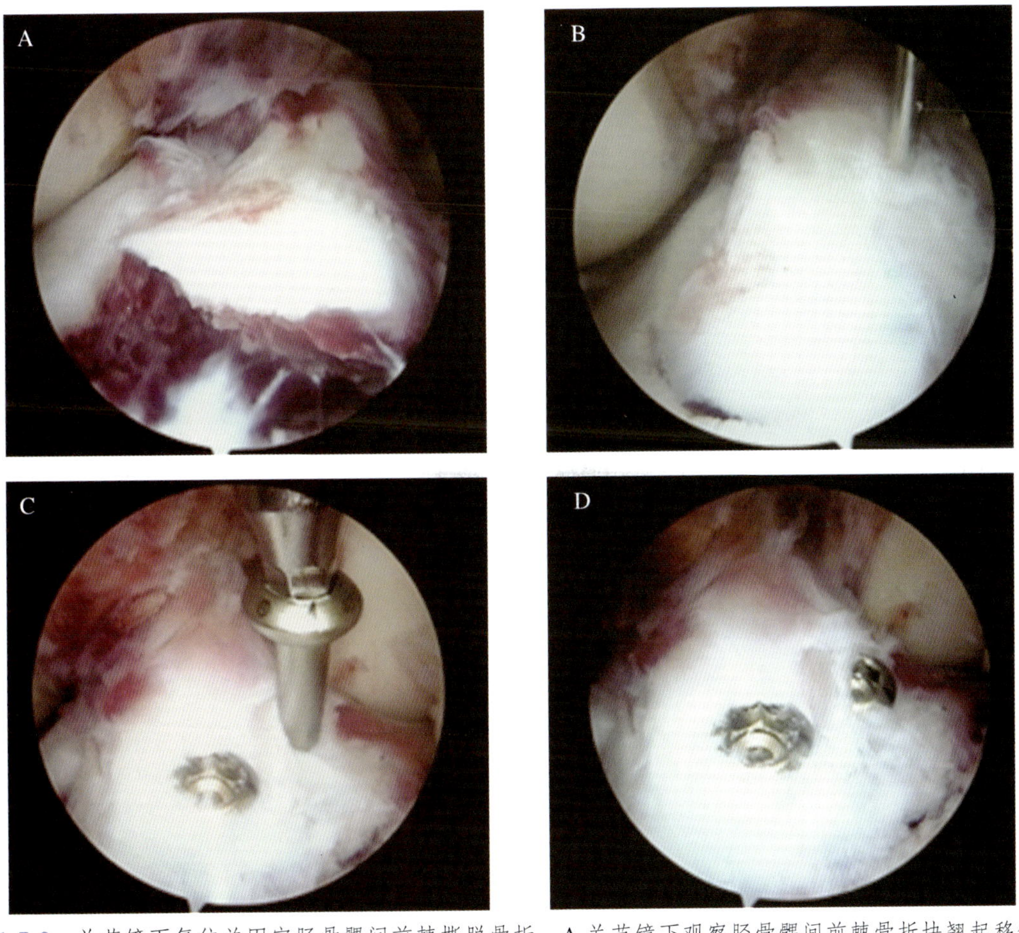

图1-7-3　关节镜下复位并固定胫骨髁间前棘撕脱骨折。A.关节镜下观察胫骨髁间前棘骨折块翘起移位；B.使用空心钉导针将复位的骨块固定；C.拧入两枚空心钉；D.空心钉固定后的胫骨髁间前棘骨折

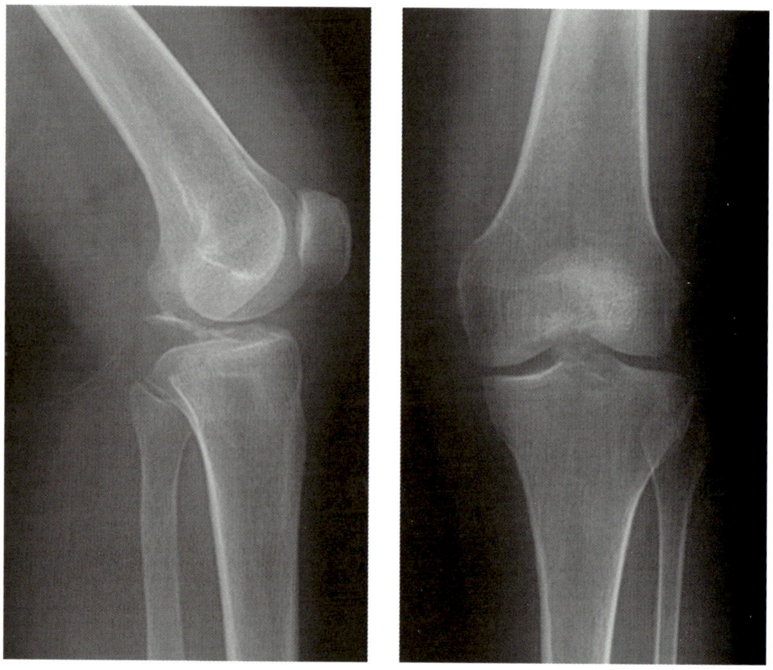

图1-7-4 膝关节正、侧位平片可见胫骨髁间后棘骨折并翘起

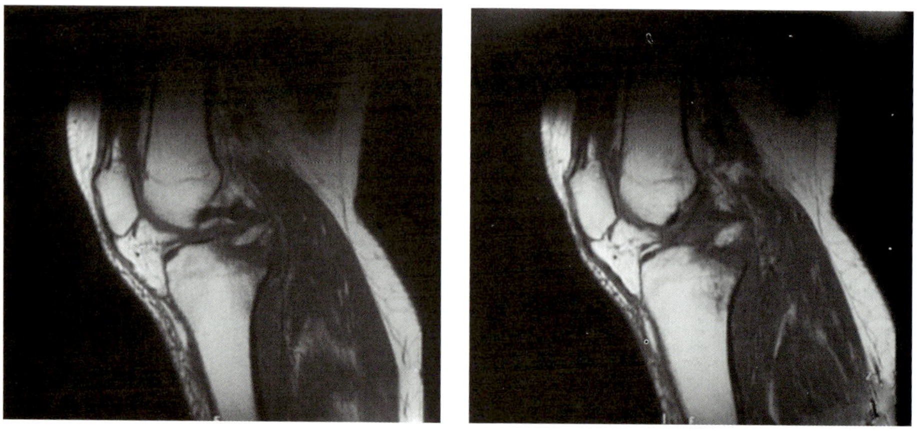

图1-7-5 矢状位MRI可以清晰地观察到翘起的胫骨髁间后棘骨折块，并且观察到连续性完整的后交叉韧带

专家点评

手术方法：使用膝后内侧小切口方法进行复位固定。术中选取后内侧入路，将腓肠肌向外侧牵拉，暴露后关节囊，于胫骨平台后侧正中打开关节囊后，可见胫骨髁间后棘骨折块。直视下使骨折块复位，并使用空心钉导针固定骨块。根据骨块大小打入1~2枚空心钉（图1-7-6）。

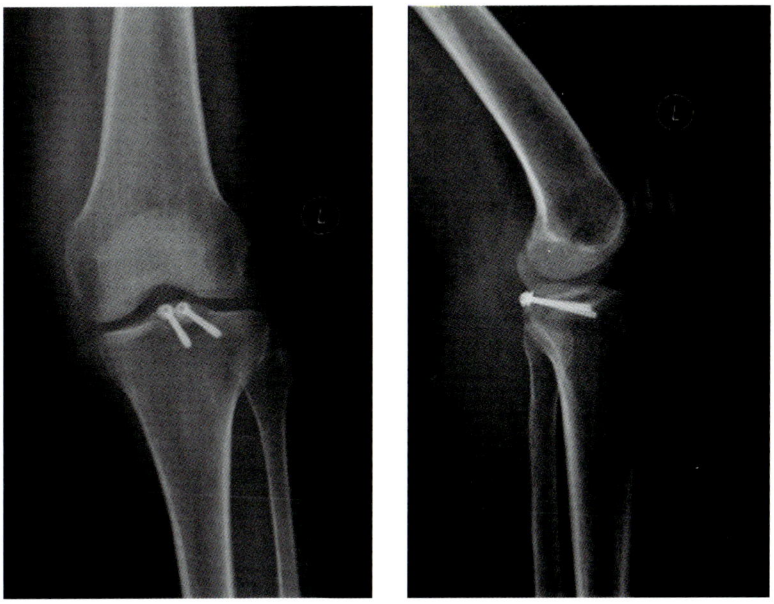

图1-7-6　使用膝关节后方小切口空心钉固定胫骨髁间后棘撕脱骨折患者术后膝关节正、侧位片

第八节　膝关节肿瘤

【病例1】

1．病史：患者女性，19岁，无明显诱因出现左膝关节反复肿胀2年。

2．查体：左膝关节肿胀，髌上囊轻压痛，活动度0°～110°（轻度屈曲受限），血管神经检查未见异常。左膝关节浮髌试验（+）。

3．影像学检查：

（1）X线片未见明显异常。

（2）MRI：可见膝关节内类脂肪组织团块影（图1-8-1）。

4．诊断：左膝关节树枝状脂肪瘤

5．治疗方案：患者膝关节肿胀、疼痛，活动受限。通过MRI检查，初步诊断为树枝状脂肪瘤，可以通过关节镜手术治疗。

专家点评

1．膝关节树枝状脂肪瘤是少见的良性肿瘤，患者一般以膝关节肿胀、疼痛为主诉就诊，MRI检查准确率高且有特异性改变，即PD-FSE相呈现高密度影，而FS-PD-FSE相表现为低密度影。

2．治疗方法：可以通过关节镜手术切除病灶。切除要点是全面观察膝关节内所有间室，包括内外侧隐窝和后内、后外间室，将镜下见到的瘤体进行彻底切除（图1-8-2）。

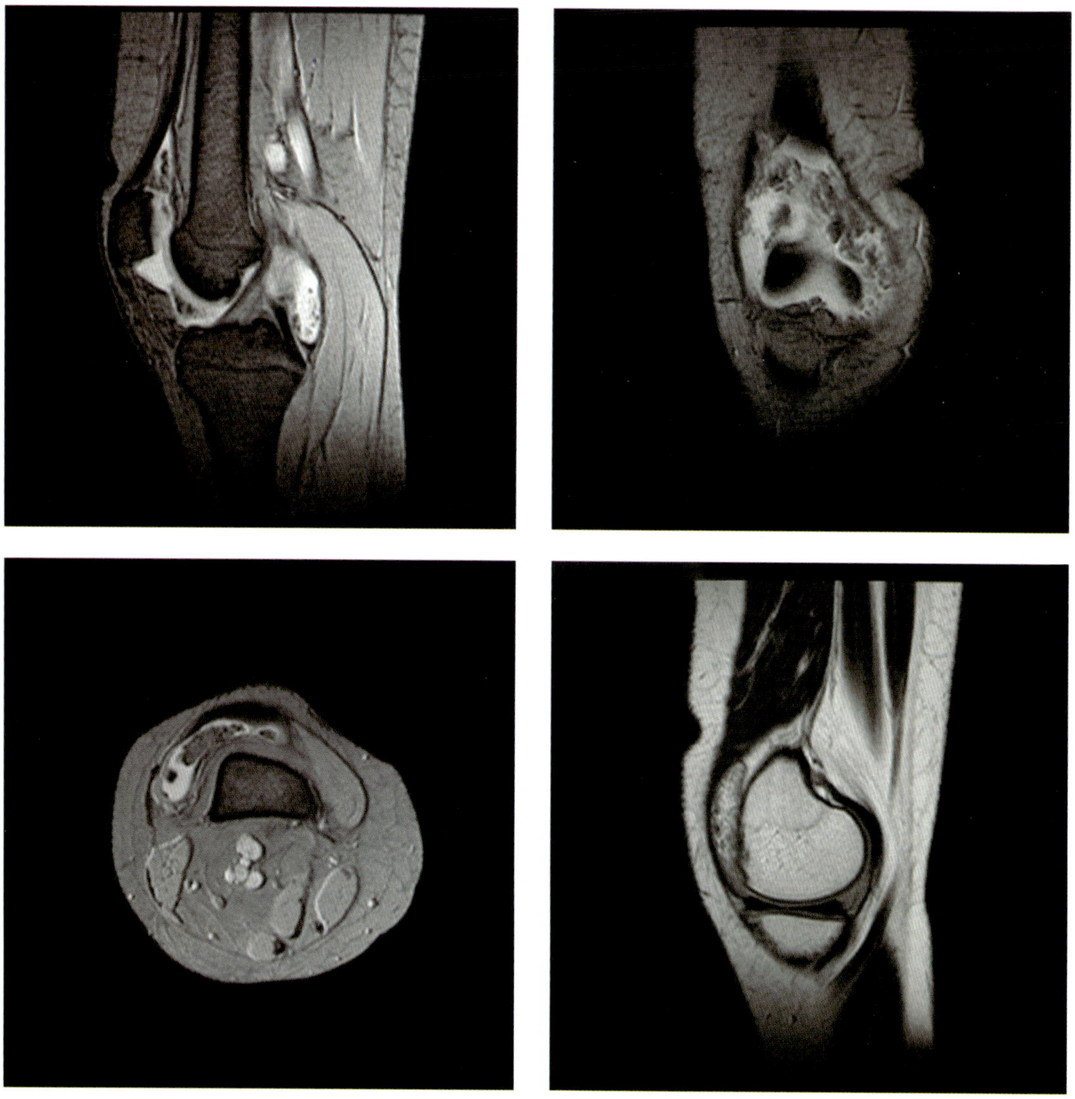

图1-8-1 MRI可以观察到髌上囊和膝关节后室存在大量类脂肪组织，PD-FSE相呈现高密度影，而FS-PD-FSE相表现为低密度影。

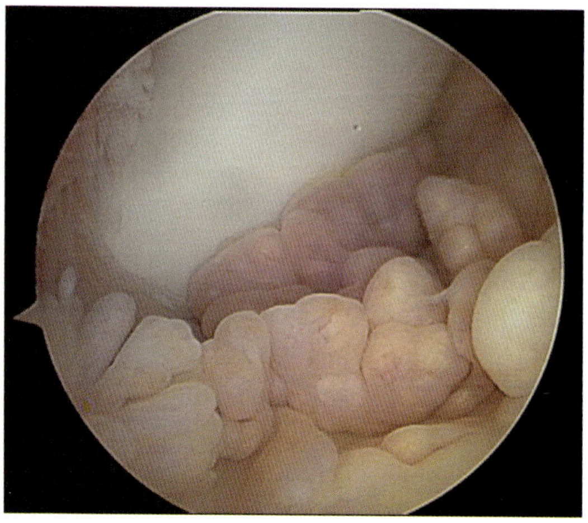

图1-8-2 关节镜下可见膝关节内大量类似脂肪组织的肿物

【病例2】

1．病史：患者男性，24岁，无明显诱因出现左膝关节反复肿胀1年，伴别卡感。

2．查体：左膝关节肿胀，无明显活动受限，血管神经检查未见异常。左膝关节浮髌试验（+）。

3．影像学检查

（1）X线片：可见左膝关节髁间窝附近模糊的团块状阴影（图1-8-3）。

（2）MRI：可以观察到髌上囊滑膜异常增生，并存在大量软骨碎片（图1-8-4）。

4．诊断：左膝关节滑膜软骨瘤病

5．治疗方案：患者膝关节反复肿胀，时而出现别卡感。通过MRI检查，初步诊断为滑膜软骨瘤病，可以通过关节镜手术治疗。

专家点评

1．膝关节滑膜软骨瘤病是一种少见的滑膜良性化生。患者常因反复肿胀且伴或不伴别卡感于门诊就诊。MRI检查可以清楚地观察到大量软骨碎片聚集于关节腔内，特别是髌上囊。

2．关节镜是治疗膝关节滑膜软骨瘤病的最

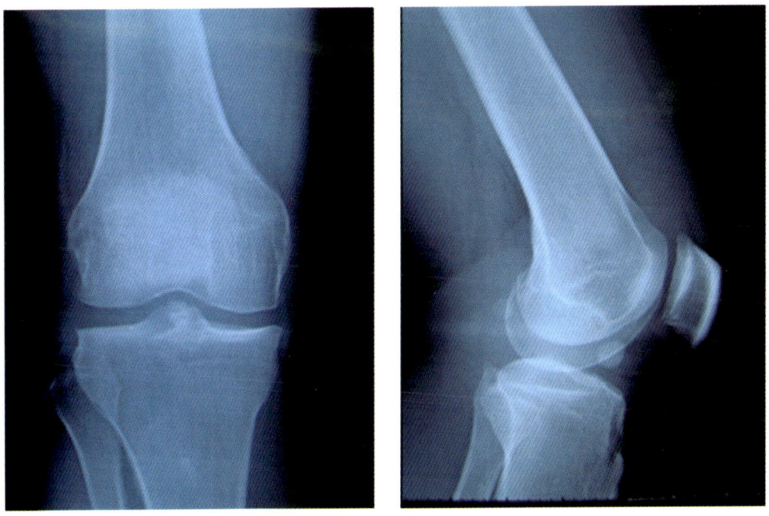

图1-8-3　左膝关节正、侧位平片可见髁间窝附近团块状阴影

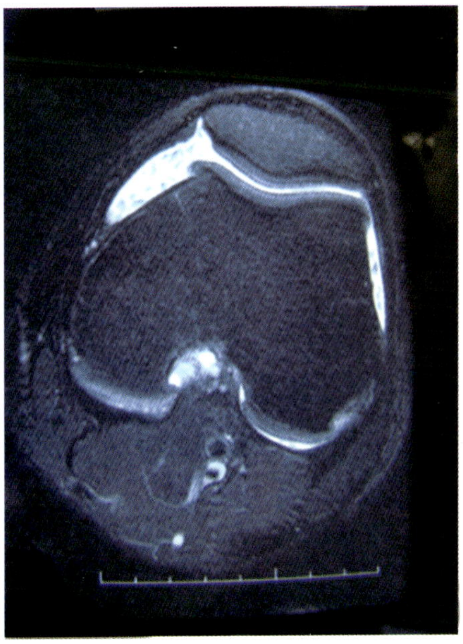

图1-8-4　膝关节MRI可见髌旁隐窝内存留大量软骨碎片

佳方法之一。通过关节镜可以观察到膝关节各个间室内的瘤体，并予以清除。手术中要尽量找到滑膜的瘤巢，滑膜软骨瘤巢常见于髌上囊和后内、后外间室。彻底清除瘤巢，必要时可以进行滑膜切除术（图1-8-5、图1-8-6）。

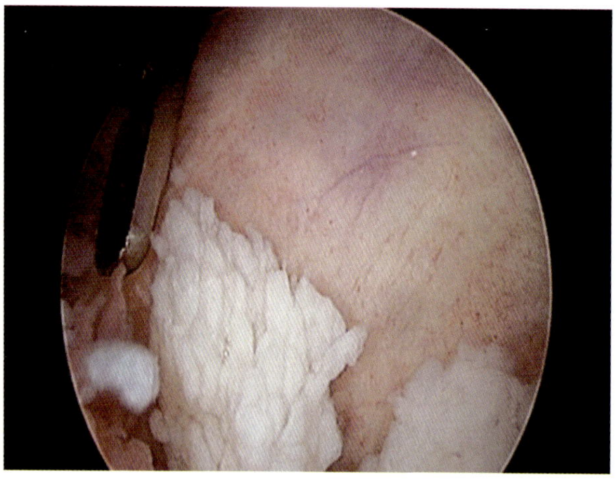

图1-8-5 关节镜下观察到的膝关节内滑膜软骨瘤

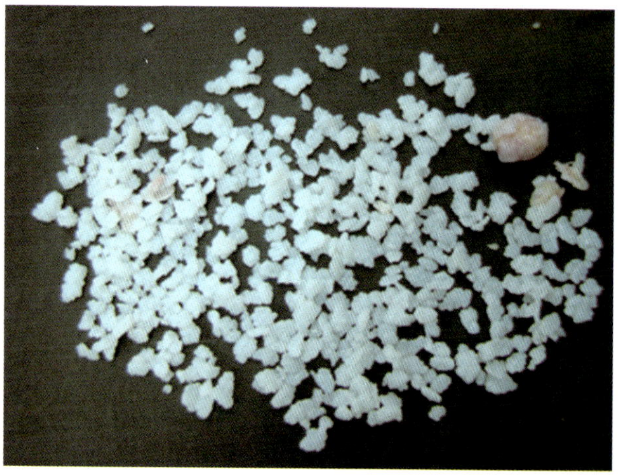

图1-8-6 滑膜软骨瘤病患者膝关节内取出的软骨碎片

【病例3】

1．病史：患者女性，21岁，无明显诱因出现左膝关节反复肿胀、疼痛2年。

2．查体：左膝关节肿胀，活动度0°～120°（轻度屈膝受限），血管神经检查未见异常。左膝关节浮髌试验（+）。左膝关节后抽屉试验（－）。

3．辅助检查

（1）X线片：未见明显异常。

（2）MRI：可以观察到后交叉韧带后方团块状阴影，边缘清晰，T1像表现为高信号，T2像为低信号。仔细观察可见团块内有密度不均影像（图1-8-7）。

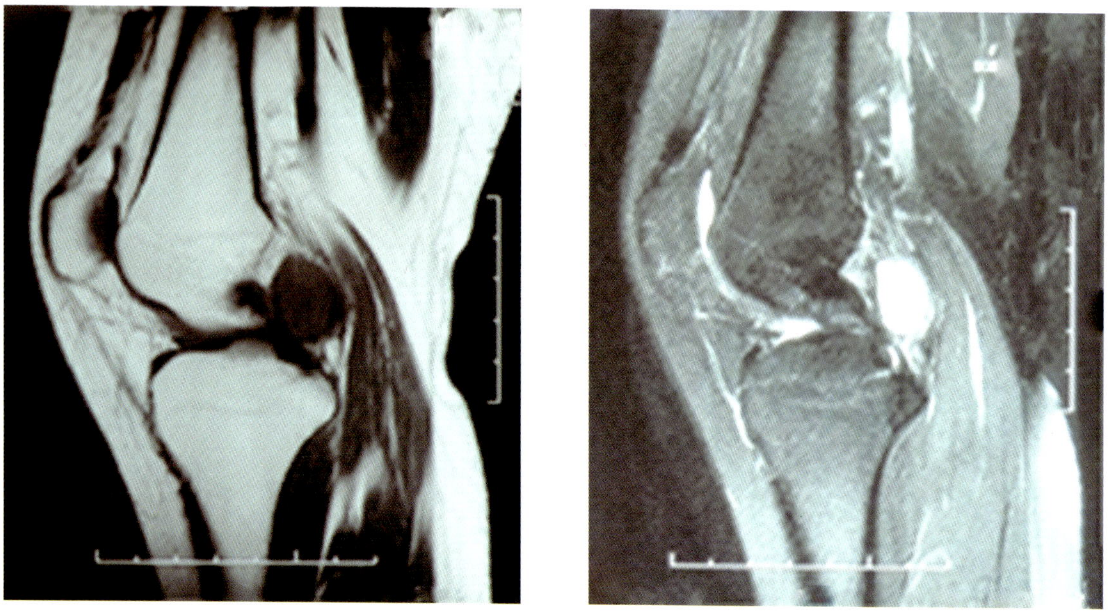

图1-8-7 膝关节MRI可见后交叉韧带后方团块状阴影，边缘清晰，且团块内有密度不均影像

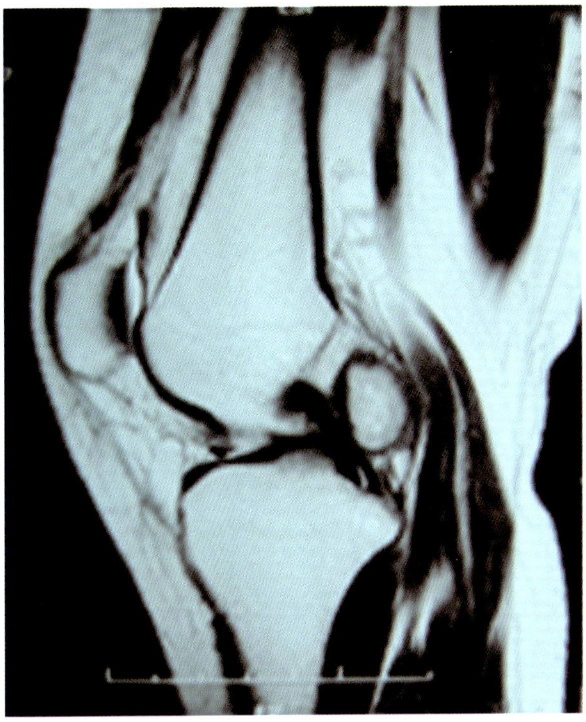

图1-8-7（续） 膝关节MRI可见后交叉韧带后方团块状阴影，边缘清晰，且团块内有密度不均影像

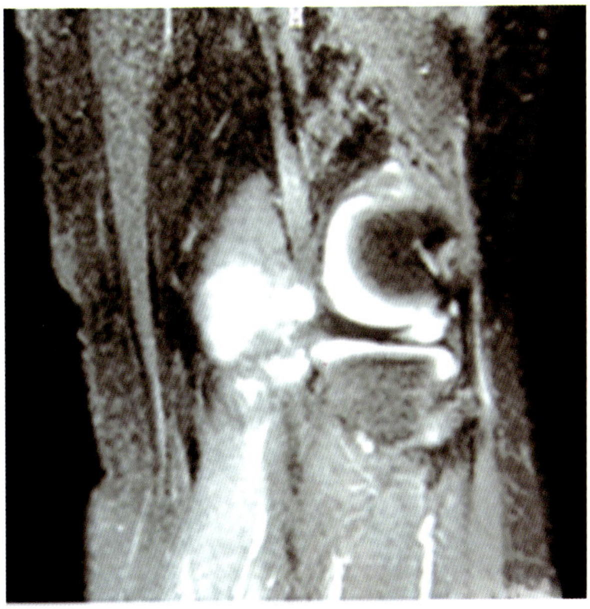

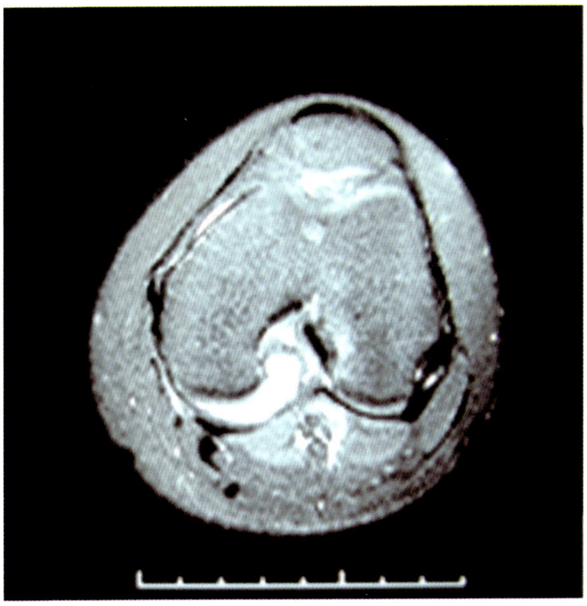

4．诊断：左膝关节间叶性软骨肉瘤

5．治疗方案：患者膝关节反复肿胀、疼痛。通过MRI检查，初步诊断为膝关节肿物待查，应进行穿刺活检，待病理回报后决定进一步手术计划。

专家点评

膝关节内恶性肿瘤极为罕见，文献检索只有极少数的个案报道，但仍需要对膝关节内肿物提高警惕。本例患者进行病理检查后回报间叶性软骨肉瘤，于骨肿瘤科先行化疗后行截肢术（图1-8-8）。

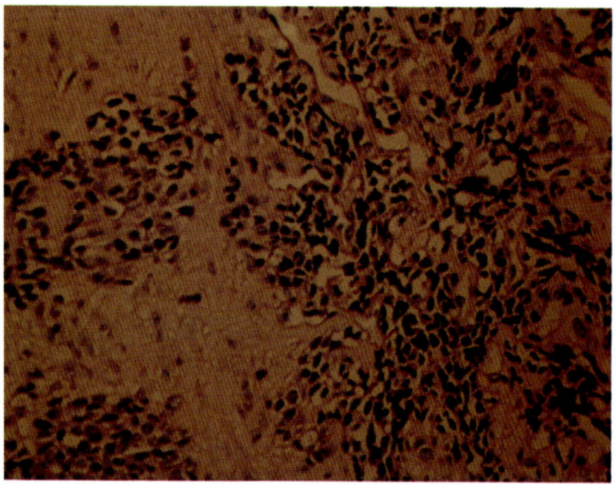

图1-8-8　HE染色下使用400×光镜观察肿瘤组织学表现

第九节　膝关节镜手术后并发症

膝关节韧带重建或其他关节镜辅助手术后的并发症除膝关节手术后常见的关节感染、肿胀、活动受限外，还包括患者初始外伤导致的关节周围组织损伤而引发的并发症以及不适当的治疗方式所导致的并发症。

一、神经血管损伤

（一）腘动脉损伤

1．临床表现：以小腿以下缺血及足背动脉搏动减弱（或消失）为主。小腿严重血供不足时，可出现缺血性末梢神经炎而有疼痛、过敏及麻木等症状。

2．体格检查：注意检查患肢的皮温、肢体远端动脉搏动及末梢神经感觉。

3．辅助检查：可行动脉造影术协助诊断。采用CT动脉造影可以清晰地显示动脉走行区域的血流情况，该检查微创，能够迅速有效地判断下肢血管损伤的程度。

4．诊断依据：有膝关节骨折脱位病史或相应的暴力外伤，有上述腘动脉供血不足的临床表现，动脉造影显示腘动脉供血区域不显影，可确诊。

5．治疗方案：就膝关节周围手术而言，对可疑动脉损伤者，应优先进行腘动脉探查及修复，再进行膝关节脱位所导致的韧带损伤重建或修复手术。

【病例1】

青年男性，32岁，车祸伤导致右膝关节脱位、右小腿软组织损伤2.5个月。伤后曾于当地医院行右小腿软组织损伤清创缝合、膝关节制动等治疗。伤口愈合后，来我院进一步治疗。就诊时患者右下肢不能正常负重行走，负重时可见明显右下肢外翻不稳定步态。右足皮温不低，足趾末梢毛细血管反应无异常，下肢深静脉彩超未见静脉血栓形成。查体时右足背动脉、胫后动脉搏动减弱，行下肢动脉CT造影见右膝腘动脉以下显影不清，可见侧支循环（图1-9-1至图1-9-3）。

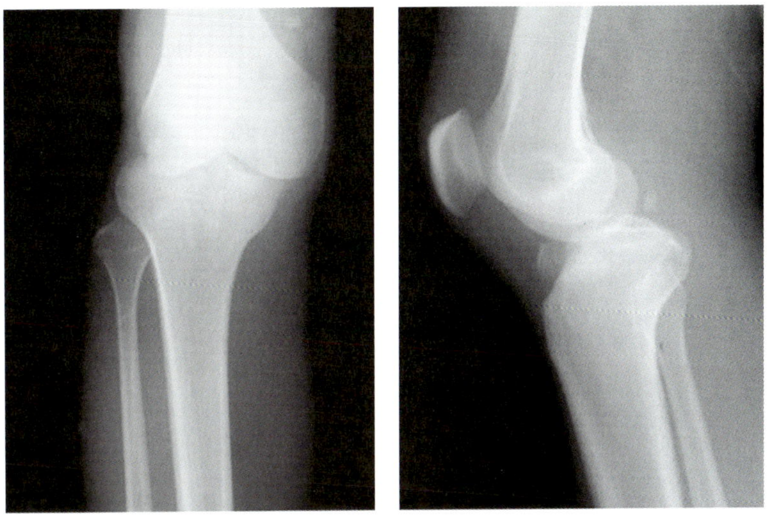

图1-9-1 伤后X线片，可见膝关节脱位，胫骨向后、向外侧移位，胫骨平台前方可见骨折块

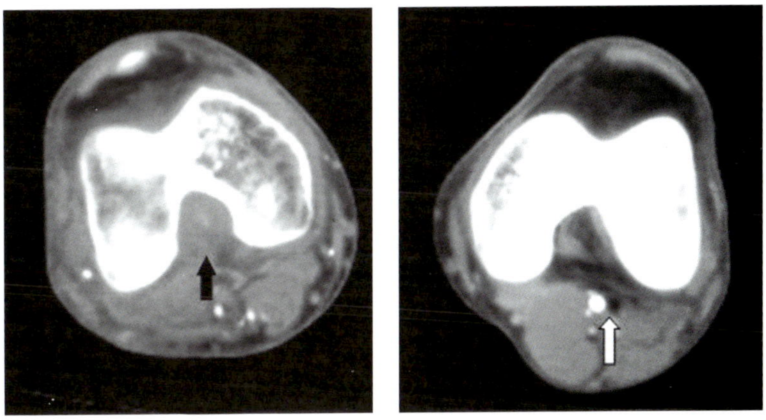

图1-9-2 膝关节CT动脉造影，左为右膝关节，右为左膝关节。可见至膝关节水平，右膝关节腘动脉显影不清（黑色箭头），左膝关节腘动脉显影正常（白色箭头）

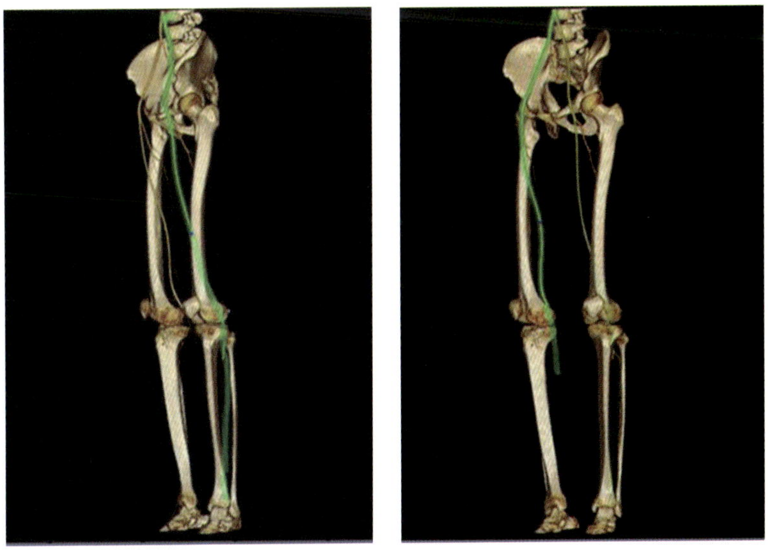

图1-9-3 CT动脉造影重建显示，左下肢动脉显影正常（左图），右下肢膝关节偏下水平腘动脉无明显显影（右图）

专家点评

腘动脉起自内收肌管下缘，与股（浅）动脉相延续，下行至胫骨平台下5～8cm处，分为胫前动脉和胫腓动脉。由于腘动脉与股骨髁上部骨面紧贴在一起，因此外伤性膝关节脱位可导致腘动脉受压或断裂，从而影响下肢远端血液供应，严重者可导致肢体缺血坏死。其临床表现以小腿以下缺血及足背动脉搏动减弱（或消失）为主。小腿供血严重不足时，可出现缺血性末梢神经炎而有疼痛、过敏及麻木等症状。对腘动脉损伤的治疗越快越好，因诊疗的早晚与其预后关系十分密切。急性腘动脉损伤一般诊断难度不大，尤其是当发现腘窝处有与脉搏搏动同步的进行性血肿时，表明腘动脉损伤，有时可见沿腘动脉走行途径上的创口有鲜血涌出（或喷出）。此外，可通过足背动脉搏动消失（或减弱）及股骨髁上或髁部骨折移位的程度和方向等方面加以判定。然而，对陈旧性膝关节脱位的患者，尤其是初始创伤后膝关节已经复位，而下肢远端血液循环没有明显临床症状时，诊断较为困难，可行动脉造影术协助诊断。CT动脉造影可以清晰地显示动脉走行区域的血流情况，该检查创伤小，能够迅速有效地判断下肢血管损伤程度。对可疑动脉损伤者，应优先进行腘动脉探查及修复，再进行膝关节脱位所导致的韧带损伤重建或修复手术。

（二）下肢深静脉血栓形成

1．临床表现：主要为患侧肢体的突然肿胀，注意与健侧下肢对比。小腿深静脉血栓者可表现为患侧小腿及踝部的轻度水肿。

2．查体：查体可见以下几个特征：患肢①肿胀；②压痛；③Homans征阳性（将足向背侧急剧弯曲时，可引起小腿肌肉深部疼痛。小腿深静脉血栓时，Homans征常为阳性。这是由于腓肠肌及比目鱼肌被动伸长时，刺激小腿全静脉而引起）；④浅静脉曲张。

3．实验室检查：包括放射性纤维蛋白原试验、电阻抗体积描记法等。D-二聚体检查也有助于诊断，创伤性下肢深静脉血栓形成的患者D-二聚体结果明显高于正常人群。

4．诊断依据：高能量暴力致膝关节外伤患者，患肢肿胀发硬、疼痛，活动后加重，伴有发热、脉快。血栓部位压痛，血栓远侧肢体或全肢体肿胀，皮肤呈青紫色，皮温降低，足背、胫后动脉搏动减弱或消失，或出现静脉性坏疽。浅静脉曲张、色素沉着、溃疡、肿胀等。多普勒超声及静脉血流图检查有助于诊断。静脉造影可确定诊断。

5．治疗方案：非手术治疗主要包括卧床休息和抬高患肢，必要时应用抗凝、溶栓治疗等。手术治疗主要包括静脉探查取栓、血栓切除手术等。

【病例2】

患者男性，40岁，车祸伤后3个月，右膝关节后向及外旋不稳定，诊断为膝关节后交叉韧带、后外复合体损伤。术前检查见D-二聚体升高，下肢深静脉彩超发现血栓形成，行深静脉造影可见腘静脉于股骨髁后方阻塞，显影不全。行下腔静脉临时滤器植入术后，行膝关节后交叉韧带重建、后外复合体重建术（图1-9-4至图1-9-7）。

专家点评

下肢深静脉血栓形成可导致出血、血栓形成后综合征及肺栓塞等严重并发症。尤其是肺栓塞，其诊断率低，误诊率和病死率高。临床上对肺栓塞的预防比治疗更为重要。目前临床上预防肺栓塞多采用腔静脉滤器植入，以拦截血流中较大的血栓,避免其随血流进入肺动脉，造成致死性肺栓塞。但安置滤器可发生滤器移位、阻塞、出血等并发症，且费用较高，故临床上要严格掌握其适应证。

（三）腓总神经损伤

1．临床表现：小腿前外侧伸肌麻痹，出现足背屈、外翻功能障碍，呈内翻下垂畸形。伸拇、伸趾功能丧失，呈屈曲状态，小腿前外侧和足背前、内侧感觉障碍。

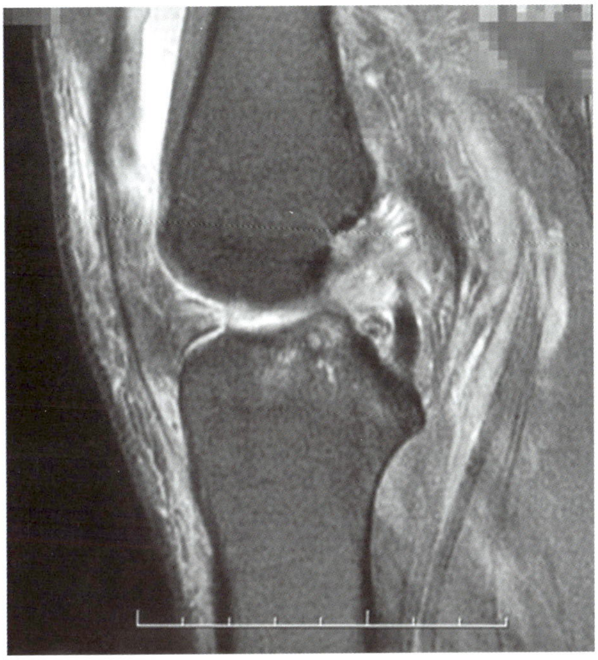

图1-9-4 术前MRI见后交叉韧带近股骨段连续性欠佳，有水肿信号

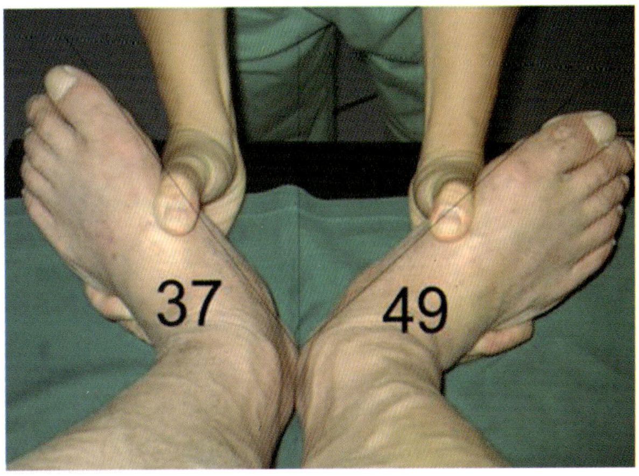

图1-9-5 膝关节外旋试验（Dial test）见右下肢外旋较左侧明显增大，提示后外复合体损伤

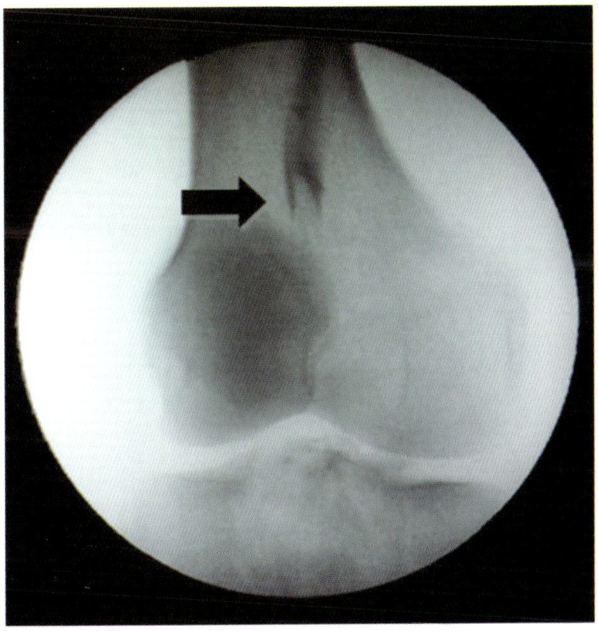

图1-9-6 术前左下肢深静脉造影，可见腘静脉于股骨髁后方显影不全（黑色箭头所示），提示血栓栓塞

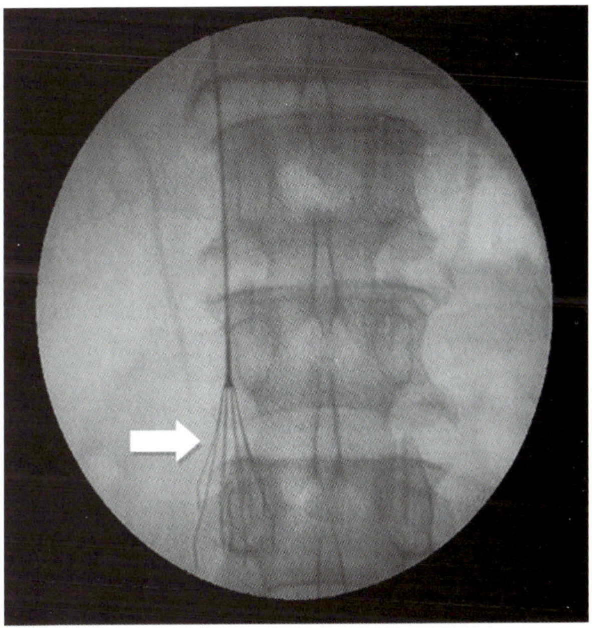

图1-9-7 行下腔静脉临时滤器植入（白色箭头所示）

2．查体：主要检查小腿前外侧及足背皮肤感觉、小腿前外侧伸肌群功能等。

3．辅助检查：肌电图检查能发现损伤，并评估损伤程度。

4．诊断依据：主要根据外伤史和临床表现诊断。

5．治疗方案：腓总神经断裂可通过直接吻合进行修复，或考虑选用自体腓肠神经移植修复。

【病例3】

患者女性，34岁，车祸伤致右膝关节内翻、内旋位扭伤。查体发现右膝关节胫骨前移轻度增大，Lachman试验（+），终末点软，内翻应力试验（++）。X线片可见胫骨髁间棘骨折片。MRI见右膝关节外侧副韧带实质部水肿信号，连续性消失；前交叉韧带前内侧束连续，后外侧束胫骨止点撕脱骨折。

行关节镜探查，术中见右膝关节前交叉韧带撕脱骨折，使用空心螺钉固定并使用爱惜邦缝线牵拉固定于胫骨近端。膝关节外侧切口，行外侧副韧带重建术，使用异体骨-髌腱-骨移植物，腓骨端以微型钛合金螺钉固定，股骨端使用可吸收挤压螺钉固定。术中于腓骨头止点的前、后方充分暴露股二头肌肌腱，显露腓总神经，并在手术过程中确认腓总神经不会受到异常干扰。（图1-9-8至图1-9-10）

专家点评

腓总神经位于膝关节后外侧，故膝内翻、内旋、胫骨前脱位远较膝外翻、外旋、胫骨后脱位对神经的牵拉作用大。对存在膝关节后交叉韧带、外侧副韧带及后外侧复合体损伤的患者，检查并判断腓总神经是否损伤至关重要。在手术当中对膝关节外侧结构进行显露时，应注意合理选择筋膜间室切口，充分保护腓总神经。

（四）止血带麻痹

除了初始创伤所导致的腓总神经损伤而出现相应的神经麻痹症状以外，手术相关因素也可能造成腓总神经麻痹。术中止血带的应用是不容忽视的因素。随着对膝关节脱位及多发韧带损伤诊

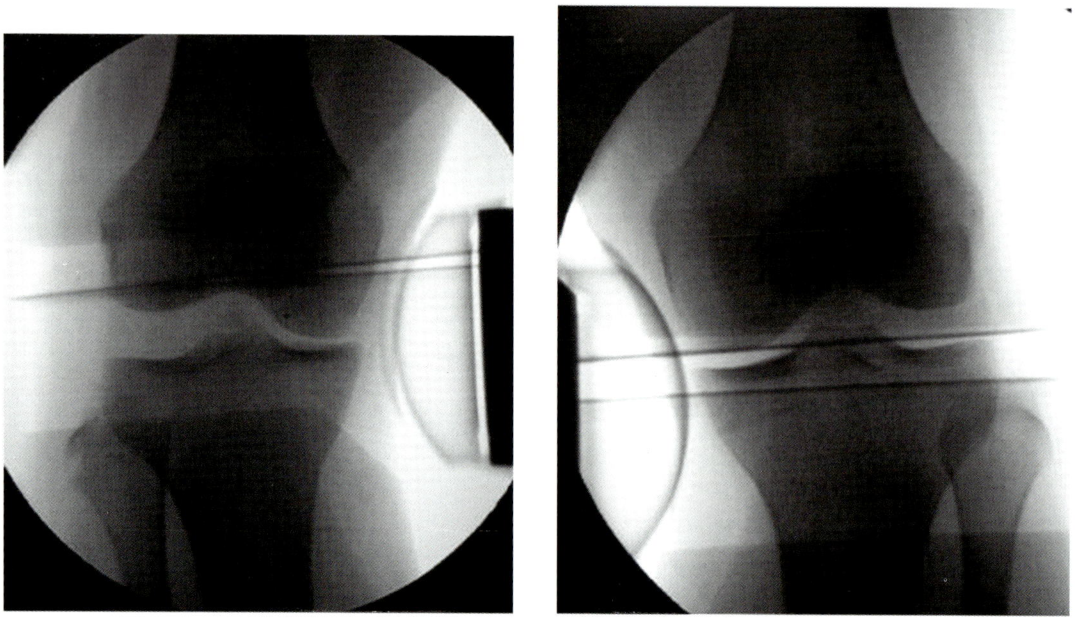

图1-9-8 术前麻醉下采用Telos装置拍摄应力像，可见右膝关节（上图左）给予内翻应力时，外侧关节间隙张开幅度明显大于左膝关节（上图右）

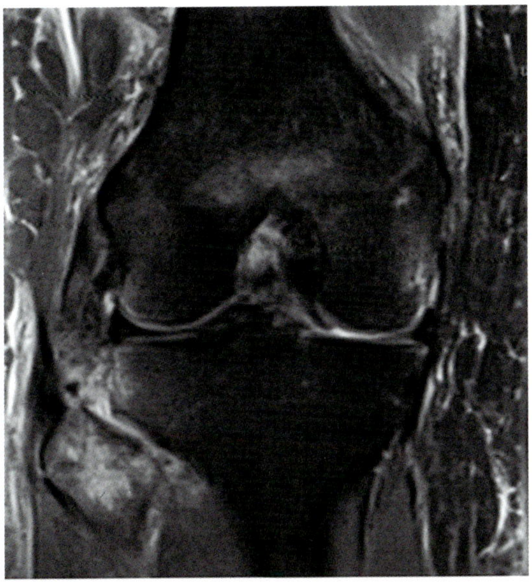
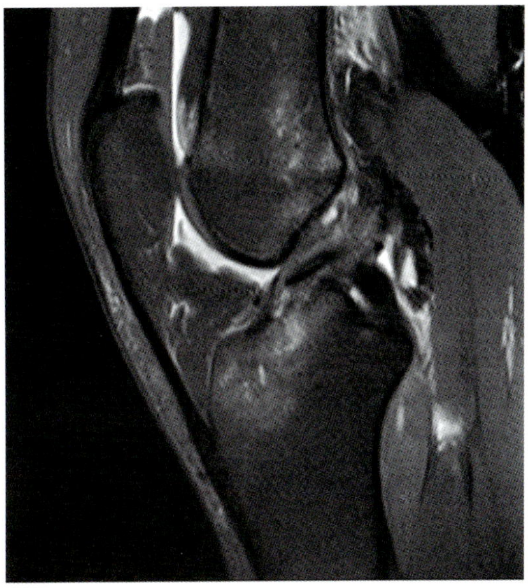

图1-9-9　术前MRI检查，冠状位可见外侧副韧带连续性消失（上图左），矢状位可见前交叉韧带撕脱骨折（上图右）

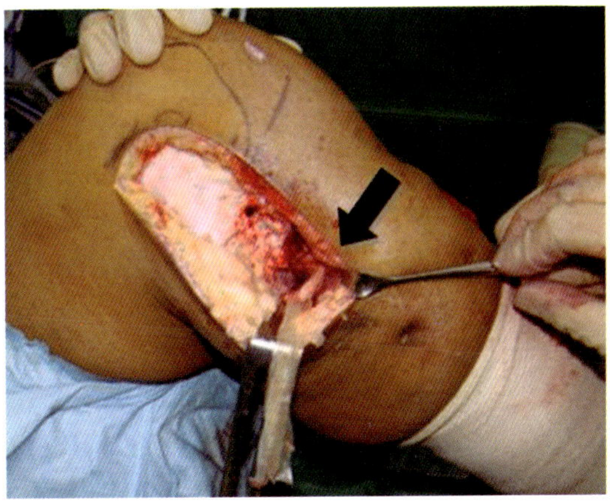
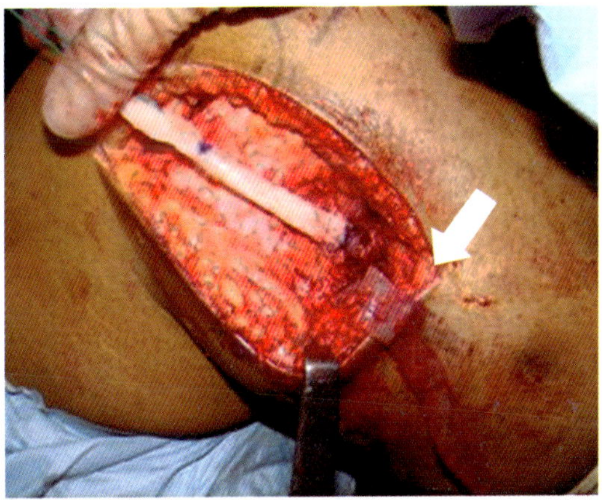

图1-9-10　上图左示膝关节外侧结构显露，充分暴露并保护腓总神经，并以橡皮引流条保护（黑色箭头所示）。上图右为外侧副韧带重建的移植物，并注意腓总神经不受干扰（白色箭头所示）

断、治疗的不断深入认识，越来越多的手术方式得以应用于临床，而手术时间亦相应延长。无论是传统的切开手术方式，或是关节镜下膝关节韧带重建，手术耗时过长均可能产生由止血带压迫而引发的下肢神经麻痹症状。虽然新式的止血带束带较宽，减小了单位面积的压强，但若手术时间过长（超过120分钟），也可能在术后出现明显的下肢神经麻痹症状。患者多数可以自愈，但仍需对这一手术相关问题给予足够的重视（图1-9-11、图1-9-12）。

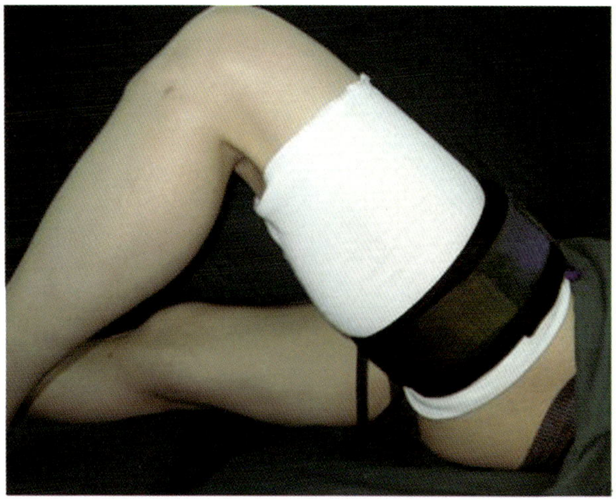

图1-9-11 VBM止血带系统。上图为VBM止血带置于左下肢大腿根部，皮肤有护套保护。新式止血带接触面积更大，且充气后与皮肤接触更为均匀

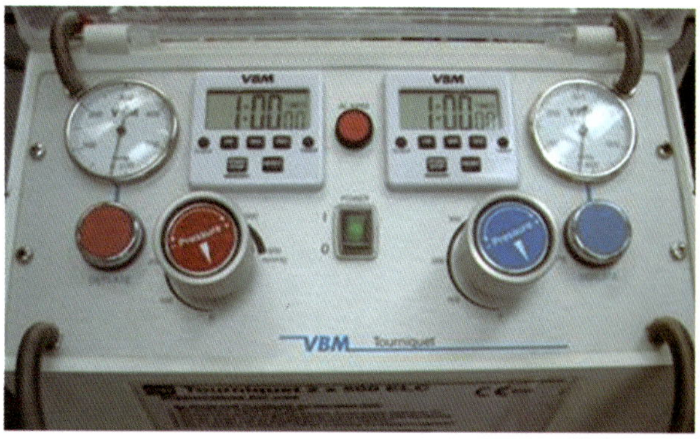

图1-9-12 VBM充气机

二、关节活动受限

（一）石膏制动

膝关节韧带修复或重建术后采用屈膝位石膏制动，可能导致膝关节伸直受限，长期残留的伸膝受限可导致患者跛行等症状。对部分多发韧带损伤的患者，在初次受伤后就诊时，由于医生对韧带损伤的治疗和康复认识不足，仅仅以“软组织损伤”为根据进行制动处理，也可能导致严重的关节活动受限。

【病例4】

患者男性，26岁，打篮球扭伤左膝关节，外院查体及MRI诊断为膝关节前交叉韧带损伤，内侧副韧带损伤。伤后急性期行屈膝30°位石膏制动6周，拆除石膏后膝关节活动受限，经功能锻炼后膝关节活动度：20°⇆90°（图1-9-13、图1-9-14）。

（二）手术方案选择不当

在某些韧带损伤的患者，由于对韧带损伤的自然病程认识不足，可能导致治疗方案选择不当，进而造成术后膝关节活动受限。如对内侧副韧带损伤的患者，盲目采用传统的切开修复手术，术后易导致屈、伸膝功能受限。

【病例5】

患者女性，18岁，上体育课时跳箱扭伤右膝关节。外院拍X线片诊断为右膝关节胫骨髁间棘撕脱骨折，行切开手术，钢丝牵拉固定，术后屈膝30°位石膏固定40余天，拆除石膏后关节僵硬，活动度：25°⇆90°（图1-9-15至图1-9-18）。

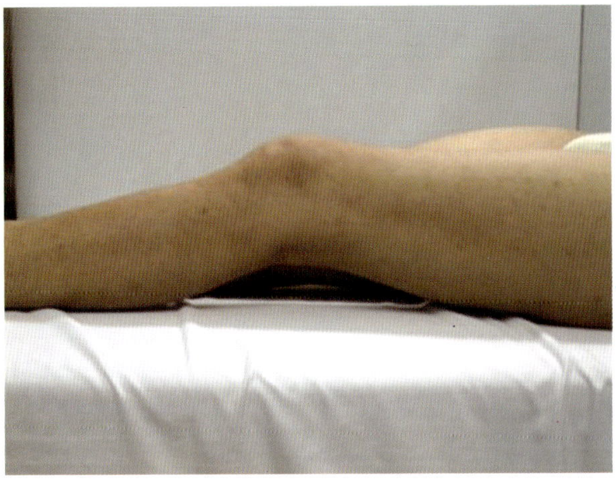

图1-9-13 膝关节活动受限，伸直受限（约20°）

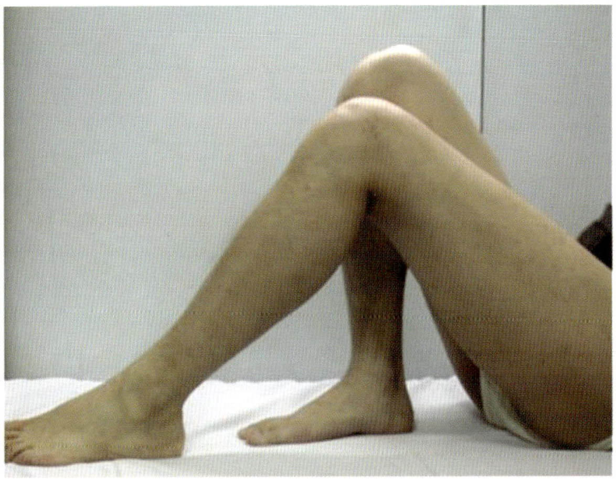

图1-9-14 膝关节活动受限，屈曲受限（约90°）

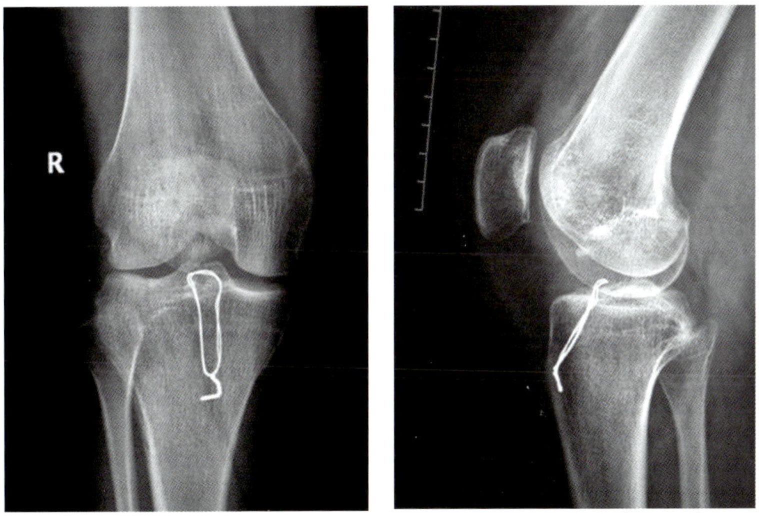

图1-9-15 术后X线片，可见胫骨侧钢丝牵拉固定

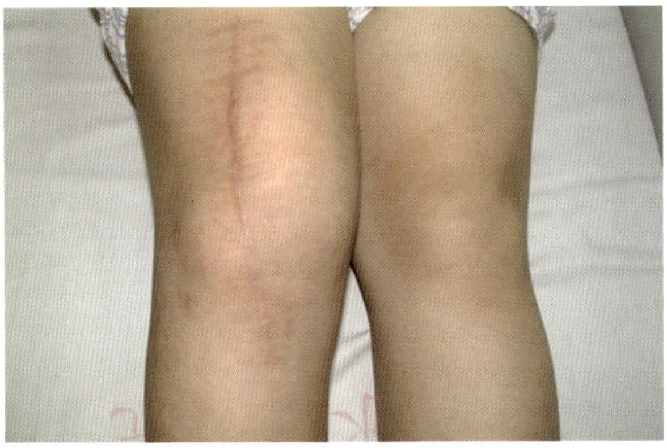

图1-9-16 手术切口，右膝关节前方长直切口

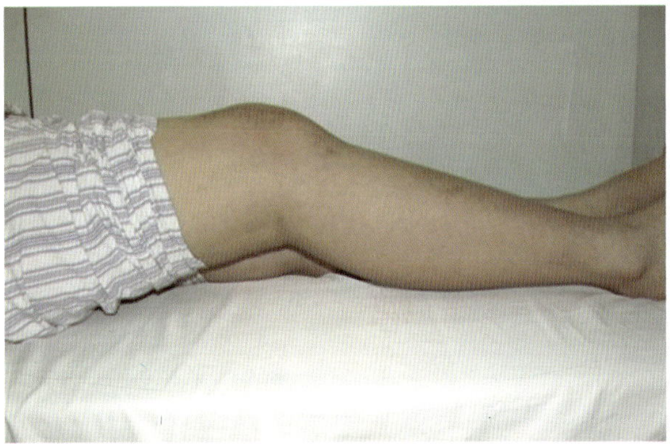

图1-9-17 术后膝关节伸直受限（约25°）

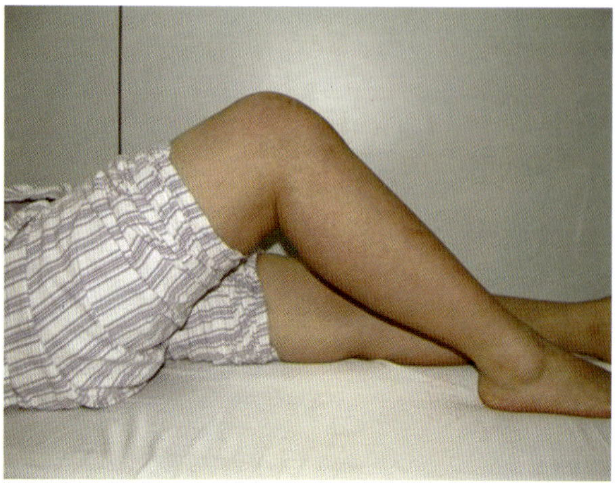

图1-9-18 术后膝关节屈曲受限（约90°）

专家点评

膝关节粘连常由关节内骨折、韧带及其他软组织损伤、慢性炎症、下肢长期制动等多种原因引起，可导致关节活动严重受限，临床十分常见。要争取早日控制其发展，在药物治疗同时采取保守治疗与自身强化功能锻炼。功能锻炼的最终目的是恢复受伤肢体的正常功能，预防关节粘连、僵硬、活动受限，增加关节活动范围，并防止肌肉萎缩，恢复肌肉张力，协调肌肉的支配能力等。主、被动结合的功能锻炼对患者而言尤为重要。活动练习禁忌暴力。暴力可引起组织损伤、肢体肿胀或导致韧带及其附着点撕脱，乃至骨折。此外，反复暴力还可导致骨化性肌炎，形成难以治疗的关节僵硬。

在药物和保守治疗后若仍有进行性的关节破坏和粘连，可考虑关节镜微创手术。关节镜微创手术可以在极小的创伤下完成关节内粘连松解。在关节镜直视下，医生可利用射频、刨刀等器械切除关节内粘连束带和瘢痕组织，对挛缩的股四头肌和髌骨支持带进行松解及延长。手术后需要即刻进行康复锻炼以维持疗效，防止再粘连。必须要强调的是，对于关节屈曲受限，行关节镜微创手术可以相对更有效地解除关节粘连；而对于关节伸直受限，则很难通过手术获得理想的松解效果。因此，在临床中，切忌盲目地采用屈膝位石膏制动处理膝关节外伤，而应及早明确病因，制订合理的治疗方案，适时开始关节活动锻炼，促进功能恢复。

三、内固定物导致的炎症反应

前交叉韧带重建时采用的骨隧道固定材料可能与周围软组织之间发生炎性反应，导致局部症状。此外，使用可吸收固定螺钉重建的韧带目前应用较为广泛，该方法的优点在于内固定物为可吸收材料，可以免去患者二次手术取内固定物。但是由于可吸收材料和机体周围组织反应，可能造成局部软组织发生无菌性炎症反应，严重时局部组织可能出现红、肿、疼痛，甚至形成窦道。

【病例6】

患者男性，33岁，前交叉韧带重建术后，采用高分子聚乙烯螺钉固定胫骨骨隧道远端。术后内固定物处局部皮肤红肿、破溃，窦道形成（图1-9-19）。手术扩创，内固定物周围取出炎性肉芽组织及固定螺钉的聚合材料（图1-9-20）。

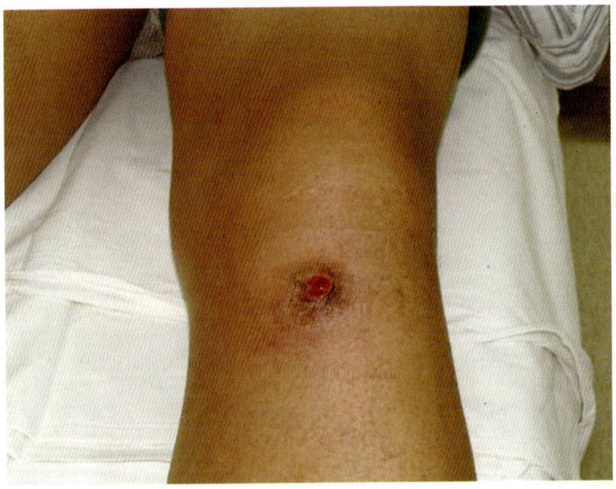

图1-9-19 前交叉韧带重建术后，左膝关节胫骨近端切口可见皮肤红肿、破溃及脓性渗出物

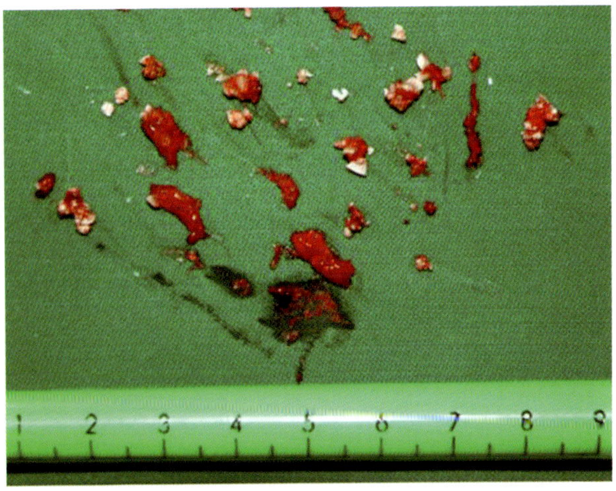

图1-9-20 清创手术取出可吸收螺钉碎块，另见清理出的局部肉芽组织，呈炎性增生反应

专家点评

异物反应是机体对所有内植物的自然反应。随着骨科内植物的不断改进，可吸收螺钉在膝关节韧带重建手术中的应用越来越广泛，也随之产生一些相关的问题。如果可吸收内植物的降解产物超出组织的清除能力，就可能发生炎性异物反应，对机体产生不良影响。这种异物反应与感染性炎症的最大区别是它的“迟发性”和“无菌性”。炎性反应可发生于内植物降解产物集聚的任何部位，如皮下软组织、骨和关节内等。治疗以及时清除坏死组织、充分引流为主。应注意和伤口感染鉴别，需要对患者的局部组织和全身情况密切关注。必要时对伤口局部坏死组织进行细菌培养的药敏学实验等。

四、膝关节损伤后异位性骨化肌炎

【病例7】

1．病史：患者男性，32岁，主因“左膝关节脱位、多发韧带损伤重建术后屈膝受限1年”入院。患者1年前机器绞伤，诊断为膝关节脱位、多发韧带损伤（前、后交叉韧带，内、外侧副韧带）、髌骨脱位，于我院行前、后交叉韧带重建，内侧副韧带重建，后外复合体修复，髌骨内侧支持带修复术。术后康复过程中逐渐出现屈膝活动受限。

2．查体：左膝关节活动度5°～95°，后抽屉试验（-），最大KT1000差值为患侧－健侧=－3mm，膝关节外旋差值为患侧－健侧=2°，内、外翻应力试验（-）。

3．辅助检查：X线片：膝关节正、侧位片见膝关节多发韧带损伤重建术后，异位骨化（图1-9-21）。

4．诊断：左膝关节多发韧带损伤重建术后
左膝关节异位性骨化肌炎（Ⅱ度）

5．治疗方案

（1）手术治疗：对于重度异位骨化或者因骨化造成活动受限的患者，可手术切除异位骨化，并同时进行麻醉下推拿或关节镜松解术，以改善膝关节活动度（图1-9-22）。

（2）药物治疗：口服吲哚美辛2个月，可以有效地防止异位骨化的复发和进展。

（3）放射治疗：切除骨化前24小时内，行800cGy小剂量局部单次放射治疗，同样可以有效地防止异位骨化的复发。

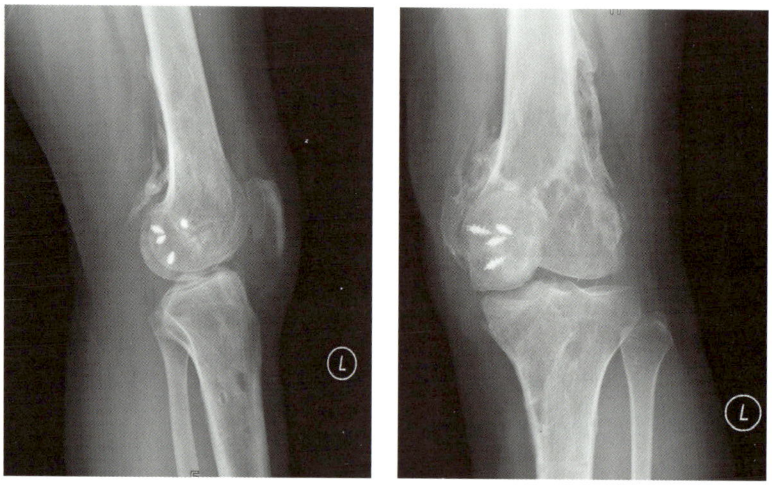

图1-9-21 膝关节正、侧位X线片，可见明显异位骨化

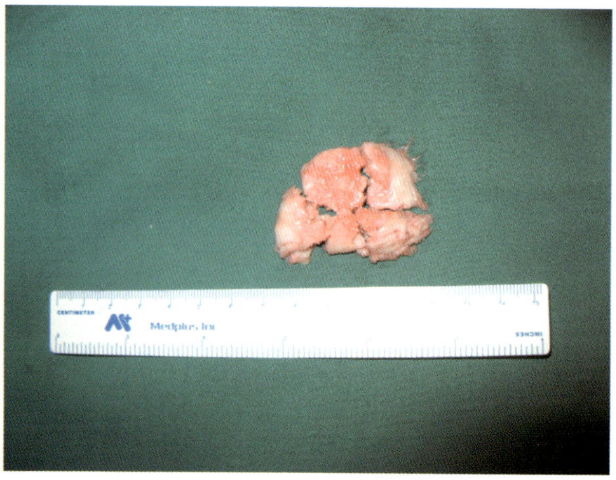

图1-9-22 手术切除的骨化

专家点评

1．预防要点：异位骨化（heterotopic ossification，HO）一旦发生，就无法停止，因此重点应该放在如何预防上，而目前很难预测患者是否会出现HO。根据文献报道，HO与损伤严重度评分（ISS）存在一定的相关性，即ISS评分越大，多发韧带损伤患者发生HO的几率就越大。因此，应对膝关节脱位或多发韧带损伤患者进行ISS评分，并对ISS评分大于26分的患者进行药物治疗和放疗等预防治疗。

2．诊断要点：异位骨化可以通过X线片明确诊断。文献中常用的Stannard分型标准是依据骨化的范围进行分度。异位骨化常发生于膝关节内侧和后侧，且易引起膝关节活动受限。

3．治疗要点：口服吲哚美辛（Indocin）和小剂量放射治疗是现今常用的治疗HO的方法。已有很多学者报道吲哚美辛可以降低HO发生率，减轻HO的严重程度，而小剂量局部放射治疗也可以有效防止HO切除术后的HO复发。因此建议使用口服药物和小剂量放疗联合治疗HO。对已出现骨化且骨化范围大、影响膝关节活动度的患者，可以通过手术切除骨化。

第十节　膝关节其他疾病

一、交叉韧带囊肿

【病例1】

患者男性，20岁，主诉“右膝关节疼痛、不适2个月”。患者无右膝关节外伤病史，下蹲时症状可加重。查体：腘窝区深压痛，Lachman试验，McMurray试验，前、后抽屉试验，内、外翻应力试验均为阴性。MRI检查结果见图1-10-1。

【病例2】

患者男性，70岁，主诉“膝关节活动后不适、活动受限3个月”。查体无明显阳性体征（图1-10-2、图1-10-3）。

膝关节的囊性病变比较少见，最常见的是交叉韧带囊肿（cruciate ligaments cyst）和半月板囊肿。交叉韧带囊肿是由扁平的梭形细胞形成的囊性结构包裹黏蛋白和胶冻样液体形成，发病率在1%以下。交叉韧带囊肿的发生与外伤有关，囊肿主要位于韧带后方，这可能与膝关节运动中

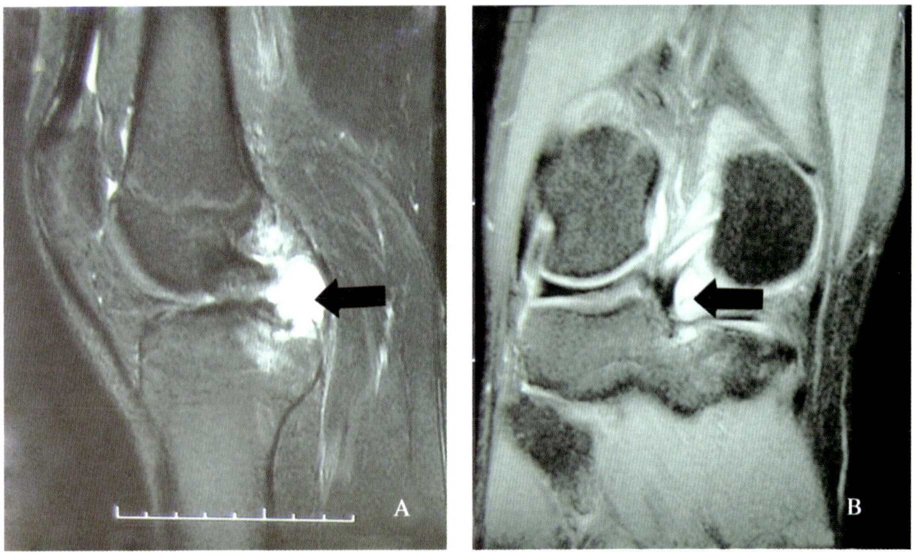

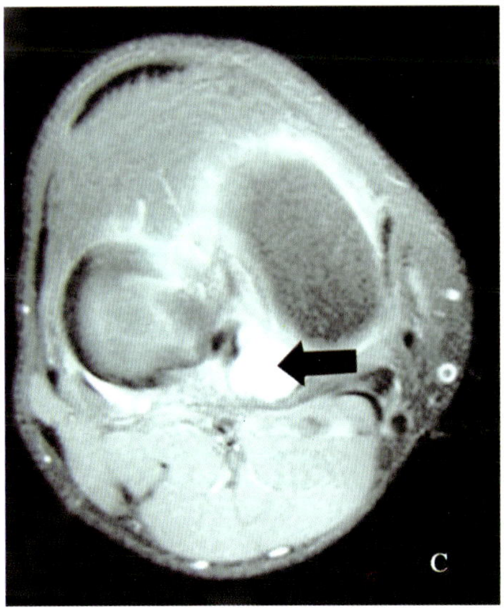

图1-10-1　MRI。A.矢状位后交叉韧带层面后方可见高信号区，界限清晰，与后交叉韧带关系紧密。B、C相应位置冠状位、轴位片可见高信号区，如箭头所示

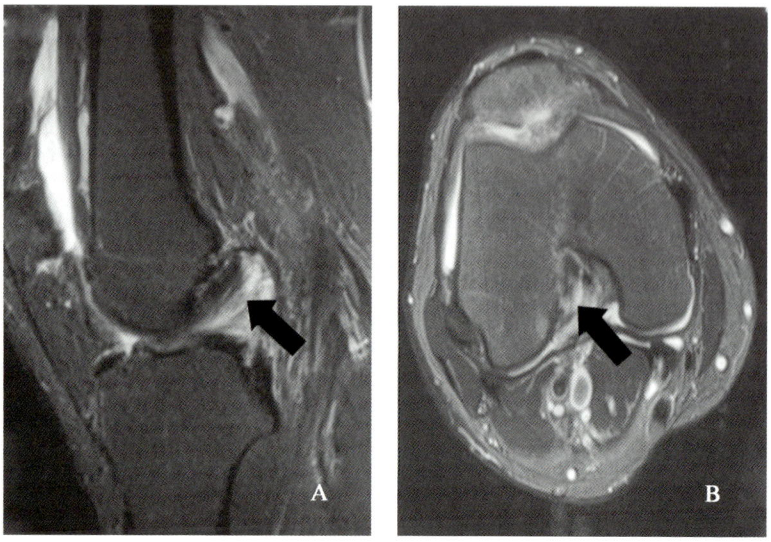

图1-10-2 MRI。矢状位（A）、轴位（B）片可见前交叉韧带正后方中高信号肿物，界限清晰

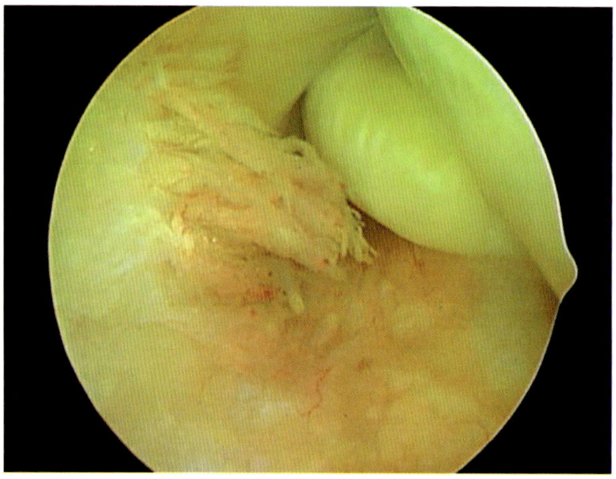

图1-10-3 关节镜下所见。前交叉韧带股骨附着处囊性肿物，韧带纤维中断、纤维化

交叉韧带后方受到的应力有关。交叉韧带囊肿多为圆形或椭圆形，与周围组织分界清楚，可以呈分叶状，内部存在分隔。

部分交叉韧带囊肿患者无临床症状，容易延误诊断。有症状的患者表现常无特异性，主要包括随姿势改变而加重的膝关节疼痛，膝关节交锁、弹响，膝关节活动中发胀，关节间隙压痛和活动范围受限等，具体严重程度与囊肿大小相关。另外，由于髁间窝有一定的容积，交叉韧带囊肿往往发展到较大体积时才会出现症状。

MRI能够精确显示囊肿的部位、形态，诊断的灵敏度、特异度都极高。MRI轴位显示较为清楚。交叉韧带囊肿的治疗以手术为主。手术指征包括有症状的交叉韧带囊肿以及其他关节镜手术中偶然发现的交叉韧带囊肿。

专家点评

1．交叉韧带囊肿与腘窝囊肿鉴别：根据MRI上囊肿的位置，可将交叉韧带囊肿与腘窝囊肿区分开。交叉韧带囊肿一般局限于交叉韧带内部或周围，不会向内侧或后方延伸。

2．后交叉韧带囊肿与内侧半月板后角囊肿：内侧半月板后角囊肿容易与后交叉韧带囊肿混淆，因为内侧半月板后角囊肿同样占据后交叉韧带后方的位置。半月板囊肿多发生于半月板撕裂后，应通过阅读MRI于术前仔细鉴别。

3．手术要点：应用关节镜下手术治疗交叉韧带囊肿时，应首先用刨刀彻底清除囊肿，抽吸内容物，切除囊壁。需注意，囊肿的囊壁需要彻底切除，防止复发；避免损伤韧带实质部分；如果囊肿过大，可将囊肿挑破，吸出囊液，再仔细清理囊壁。对位于后交叉韧带后方的囊肿，通过单纯的前方入路难以处理，应辅以后方入路，力求彻底切除。

二、膝关节结核

【病例3】

患者男性，32岁，左膝关节不明原因肿胀伴发热6年。查体：左膝浮髌试验（+），活动度10°～110°。实验室检查：红细胞沉降率（ESR）33mm/h（图1-10-4、图1-10-5）。

【病例4】

患者男性，15岁，右膝关节不明原因疼痛、肿胀5个月，近10天发热。于当地医院行关节镜清理术，术中清理组织由北京积水潭医院病理科会诊，结果为肉芽肿炎，考虑结核可能。查体：右膝浮髌试验（+），活动度5°～120°（图1-10-6、图1-10-7）。

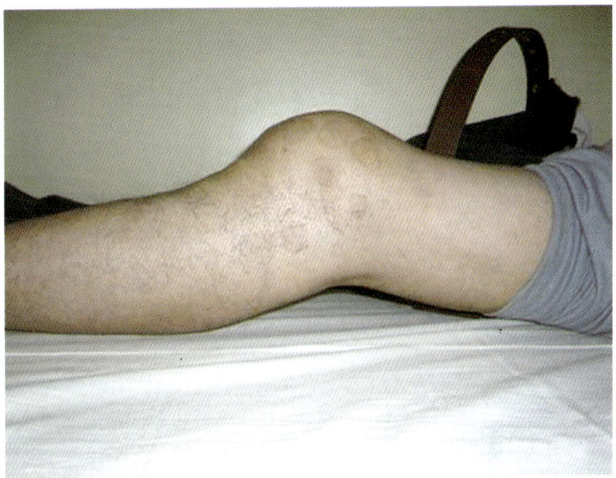

图1-10-4　左膝关节肿胀、伸直受限

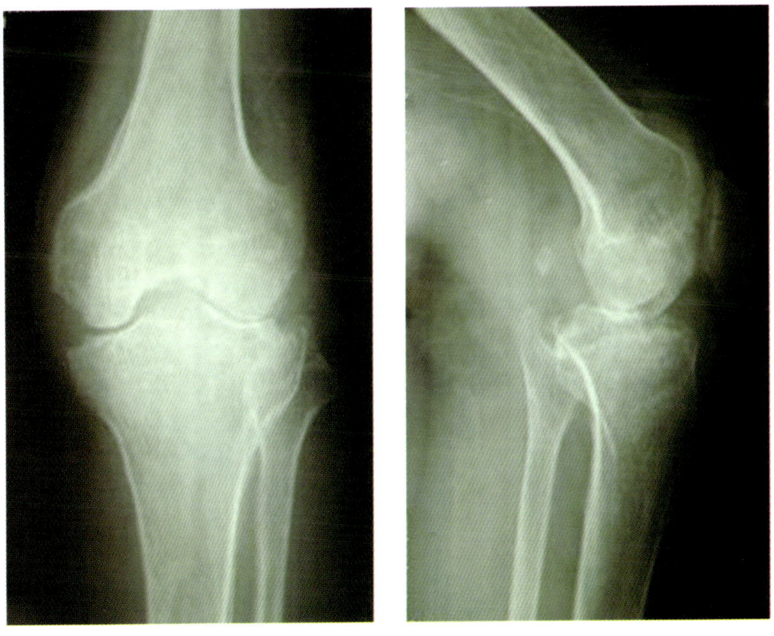

图1-10-5　X线正、侧位片提示股骨、胫骨破坏，密度不均，边缘模糊，周围可见骨质疏松，关节间隙明显狭窄

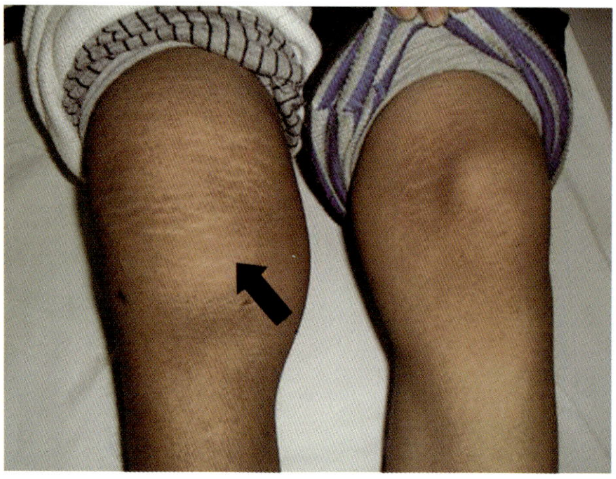

图1-10-6 如箭头所示，右膝关节肿胀、活动受限

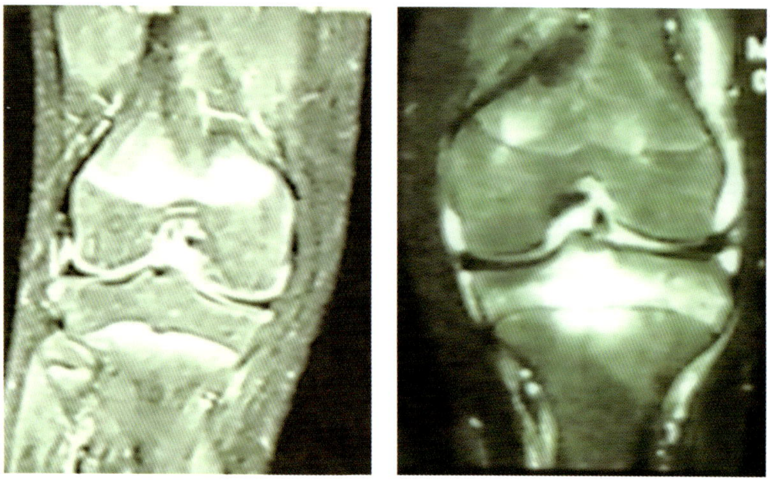

图1-10-7 MRI提示关节腔积液、滑膜增生、软骨局部缺损

骨关节结核（osteoarticular tuberculosis）是一种继发性病变，多继发于肺结核。近年来，由于静脉注射药物的广泛应用，以及人免疫缺陷病毒（HIV）感染者数量的增加，骨关节结核发病率呈上升趋势。骨关节结核主要有以下五种表现：脊柱炎（Pott's disease）、外周关节炎（多为单关节）、骨髓炎以及指/趾炎、腱鞘滑囊炎、多关节反应性无菌性炎症（Poncet's disease）。在外周关节中，下肢负重关节最易受累，膝关节和髋关节结核数量约占外周关节结核的50%。膝关节结核多为单侧发病，儿童及青壮年多见。膝关节滑膜组织丰富，因此滑膜结核的患病率较高，骨性结核、全关节结核相对较少。

膝关节结核患者多有结核病史或与结核病患者接触史，可出现低热、盗汗、食欲减退、消瘦等结核中毒症状。局部可出现膝关节疼痛、肿胀、压痛、活动障碍，甚至出现膝关节屈曲畸形。膝关节旁可产生寒性脓肿，破溃后形成窦道。滑膜结核和骨结核脓肿破溃后进入关节腔，可引发严重症状。

膝关节结核的X线、CT表现主要为软组织肿胀，病史较长者还可出现骨质破坏、骨质疏松、关节间隙变窄、关节屈曲畸形等。MRI主要表现为滑膜增生、关节腔积液、关节软骨剥脱、骨质水肿破坏、半月板退变、移位等。

膝关节结核诊断较为困难，表现多为无痛性

关节肿胀，无其他器官结核的证据，关节液生化检查常无特异性改变，仅ESR可增高。该病的确诊试验是滑膜组织活检以及结核分枝杆菌培养阳性。

单纯滑膜结核软骨面破坏只限于边缘，大部分软骨面完整。如病变进一步发展，可累及半月板、前交叉韧带，最终导致关节囊、侧副韧带松弛，在后外侧结构的牵拉下，胫骨可向后外侧脱位，引起关节畸形。如结核处于活动期，还可出现关节脓肿、窦道、关节周围破溃，长期流脓。

单纯滑膜结核可在髌上囊肿胀处注射抗结核药物治疗。对于早期的膝关节结核，除全身应用抗结核药物治疗外，应将膝关节伸直位制动，以避免关节伸直受限。晚期的膝关节结核应在抗结核药物的支持下行手术治疗，术前抗结核治疗时间不小于两周。避免于结核活动期手术。手术方式为病灶滑膜切除，坏死骨质切除、植骨。

专家点评

膝关节滑膜结核关节镜下清理术：膝关节结核患者应用关节镜行滑膜清理术时，应彻底清除病灶，去除病变滑膜，受累半月板也应切除。术毕彻底冲洗关节腔，关节腔内可放置抗结核药物，患肢伸直位固定。术后两周行功能锻炼。术后继续抗结核治疗6个月。

三、色素绒毛结节性滑膜炎

【病例5】

患者女性，22岁，主诉右膝关节疼痛不适3年，加重2周。查体：右膝关节肿胀，未触及明确肿物，关节活动度5°～120°（图1-10-8至图1-10-11）。

【病例6】

患者男性，34岁，左膝关节肿胀、疼痛、活动受限3个月。查体：左膝关节周围肿胀，关节活动度5° ⇋120°（图1-10-12、图1-10-13）。

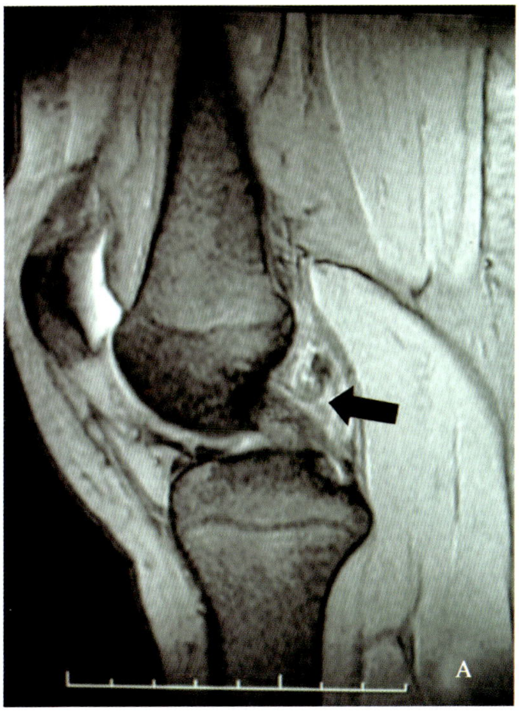

图1-10-8　如箭头所示，MRI矢状位片可见膝关节后方软组织肿块影，与肌肉信号相近，不均匀

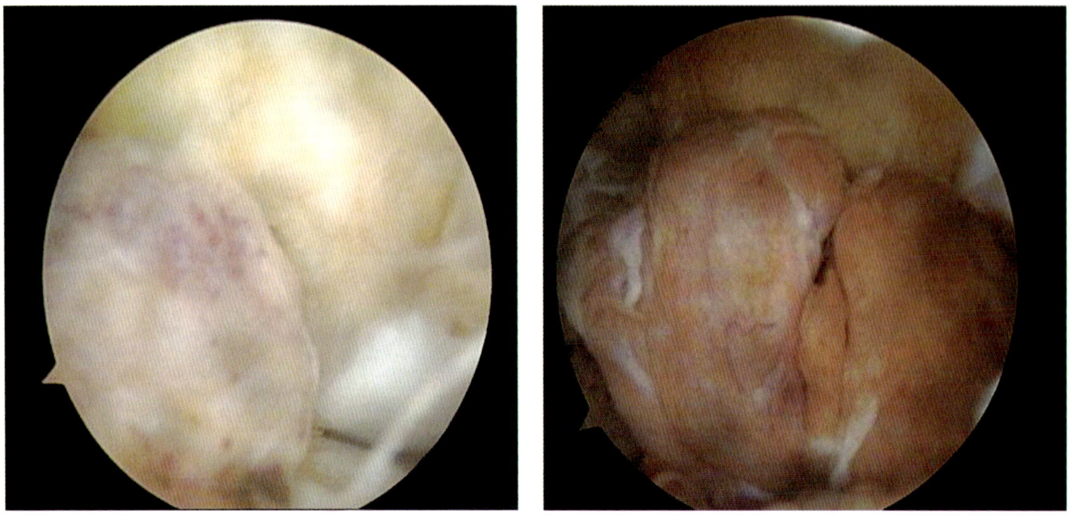

图1-10-9 关节镜下可见结节状黄染肿物

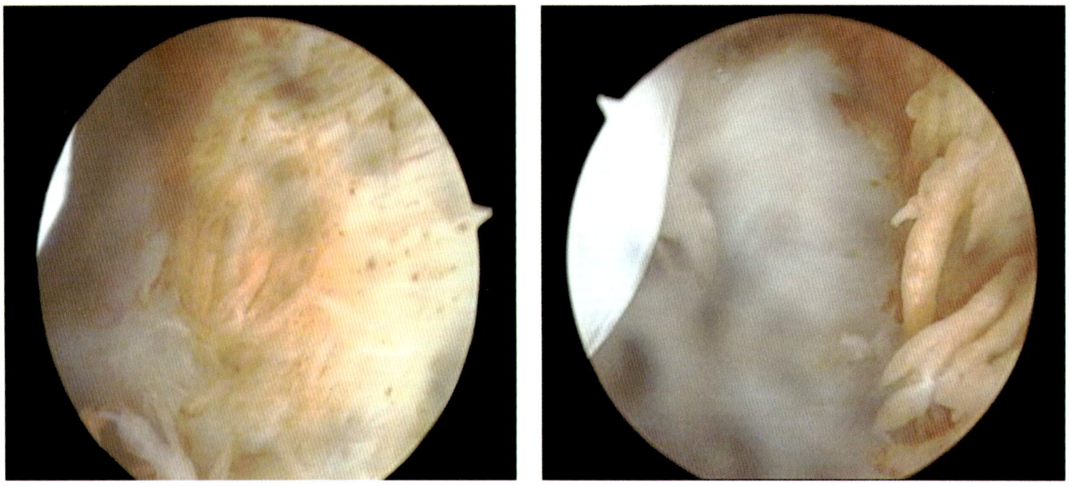

图1-10-10 关节镜下所见黄染、增生的滑膜组织

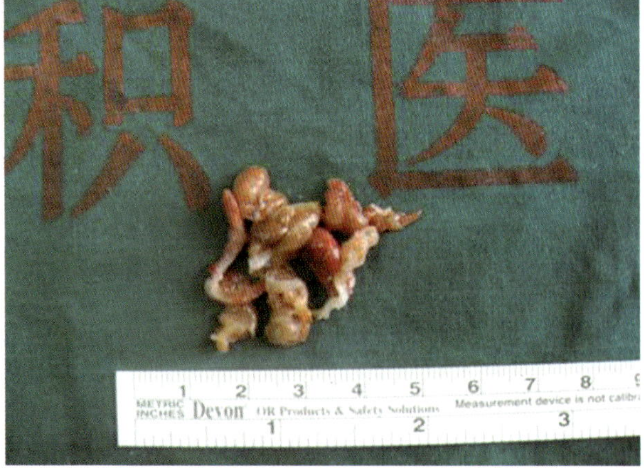

图1-10-11 手术切除标本

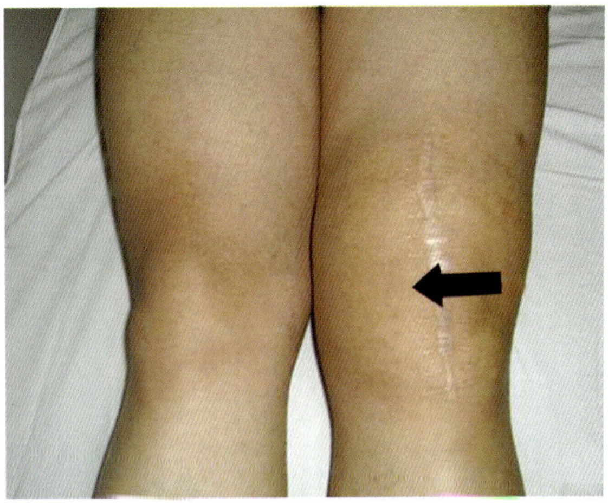

图1-10-12　体位像示左膝关节肿胀明显，伸直受限

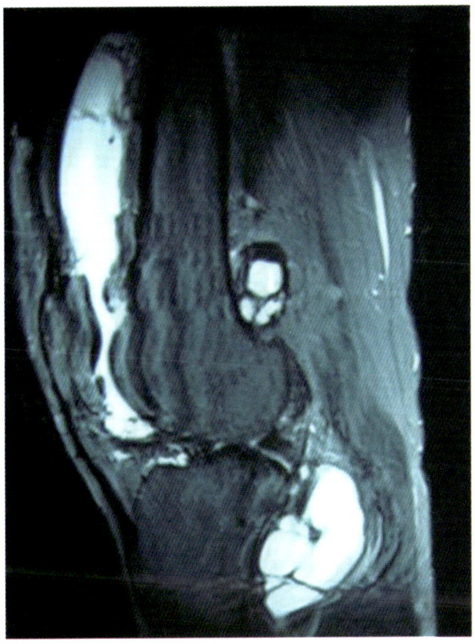

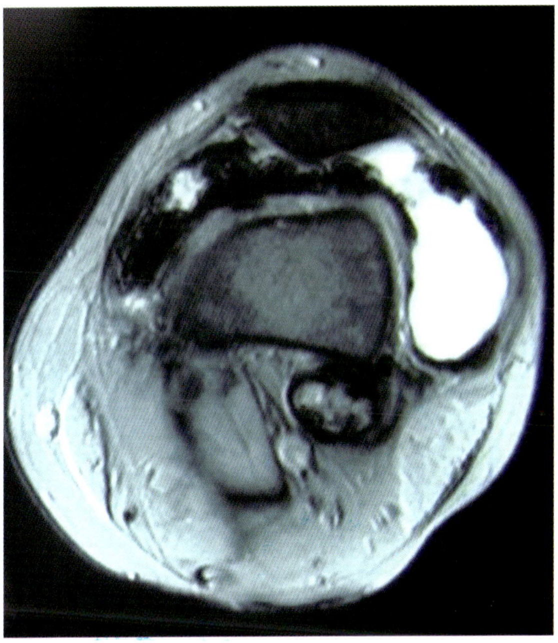

图1-10-13　MRI矢状位、轴位片提示膝关节滑膜增生，关节内大量积液

色素绒毛结节性滑膜炎（pigmented villonodular synovitis，PVNS）是一种以滑膜增生伴含铁血黄素沉积、结节及绒毛增生为特点，发生在关节、腱鞘、滑囊的慢性滑膜增生性疾病，分为局限型和弥漫型两种，主要好发于青年及中年患者的膝关节，其次为髋、踝等关节。目前普遍认为PVNS是一种良性病变，是滑膜组织的慢性炎性病变。本病临床表现复杂，较易误诊，复发率高，可有骨侵袭，多次复发可致关节及肢体功能丧失，也可发生恶变和转移，恶性者预后极差。

PVNS无明显全身症状，患者体温正常，血沉不快，血象无改变。多为单侧发病，局部症状早期较轻微，主要症状为膝关节肿胀、疼痛，局部皮温稍高，关节活动可受限，关节积液较多时可触及波动感，偶可触及结节。增生的滑膜组织可穿破后关节囊而进入腘窝，并沿肌间隙蔓延，产生弥漫性肿胀。膝关节因关节囊腔宽大，骨组织不易受压，故骨破坏较为少见。PVNS患者行关节穿刺时若抽出血性或褐色液体，诊断价值较高。

PVNS的X线征象包括软组织肿胀和关节骨质破坏。关节间隙一般正常。关节积液量多时，关节间隙可增宽；关节软骨明显侵蚀时，关节间隙可变窄。CT在显示软组织肿胀及骨质破坏方面优于X线片，CT增强扫描能显示不规则增厚的滑膜，有助于PVNS的诊断。MRI能显示PVNS的全部形态、类型及范围，并有助于关节外病变的诊断。PVNS的典型MRI表现是T1、T2低信号团块，与肌肉信号相近，可位于关节内或关节外。

将病变滑膜彻底切除是治疗本病、减少复发的最有效方法。但是，PVNS病变往往极为广泛，难以将滑膜完全、彻底切除，因此手术效果大部分取决于手术的彻底程度。有学者建议术后辅以放射治疗也可取得一定疗效，但放疗有可能引起关节僵硬、伤口愈合慢、诱发肿瘤等问题，因此我们认为只要彻底切除病变滑膜即可。术中留取病变滑膜进行病理学检查以明确诊断。术后应定期复查MRI，观察是否复发。

专家点评

1．PVNS关节镜下滑膜切除的顺序及范围：关节镜下治疗PVNS前，应参照MRI结果预先判断病变位置及范围，如术中见病变极不典型，可先切除部分滑膜做病理学检查。切除顺序可按照髁间窝、内侧间隙、内侧隐窝、外侧隐窝、外侧间隙、后室、髌上囊顺序进行，以免遗漏。切勿忽略股骨后髁上部、外侧半月板下方等容易遗漏的部位。对后室进行操作时，应将膝关节后室靠近后纵隔部位、后内侧室和后外侧室顶部以及半月板体部和后角交界部等处常规前方入路无法探及的病变滑膜彻底清除。如MRI证实存在关节外病变，可根据其部位、大小和范围决定是否同时行切开手术，或是暂时观察病变变化。如以关节外病变为主，且有手术指征，应行切开手术治疗。

2．手术时机：前、后交叉韧带均包绕在滑膜内，PVNS的发展会造成交叉韧带侵蚀，严重影响膝关节稳定性，最终影响膝关节整体功能。大量增生的滑膜以及炎性渗出也会影响膝关节屈伸活动，甚至引起疼痛等不适。因此，PVNS应当尽早明确诊断，尽早治疗，有利于膝关节功能的恢复。

3．鉴别诊断：PVNS应与其他表现为关节内肿物的疾病相鉴别，尤其是对于恶性疾病如滑膜肉瘤，盲目进行手术切除会对患者预后产生巨大影响。PVNS为滑膜囊、关节滑膜局限性圆形、类圆形或分叶状肿物，可侵入相邻骨组织，在MRI上与肌肉组织信号相近。滑膜肉瘤组织内常可见小钙化灶，骨破坏区边缘模糊不规则，无弥漫性滑膜增厚。

四、痛风

【病例7】

患者男性，40岁，膝关节疼痛、肿胀、活动障碍1年，加重2周。既往曾诊断痛风。查体：膝关节肿胀，屈伸活动受限（图1-10-14至图1-10-16）。

痛风（gout）是一种嘌呤代谢障碍导致高尿酸血症引起的全身性疾病，可分为原发、继发两种，后者常继发于血液病、肾病、恶性肿瘤等。痛风性关节炎是尿酸钠在关节腔内形成的微结晶沉淀引起的非特异性关节炎症反应。该病通常在40岁后发病，患者多为男性，最常累及第一跖趾关节，其次为膝关节，多数仅累及单个关节。在经历多达几年的无症状高尿酸血症后，患者常急性发作严重关节疼痛，一般持续数天，后进入慢性病程。

膝关节痛风性关节炎早期X线检查可无阳性发现，后可见局部软组织肿胀以及密度不均匀的钙化。随着病情发展，可出现关节间隙变窄、骨赘生成、骨破坏、骨缺损等。MRI检查早期可无阳性发现，中、晚期可见痛风石。痛风石常见的发生部位为外侧股骨髁外侧以及髁间窝，MRI表现为关节内/外低－中信号区域。由于痛风石周围组织血管增生，因此造影可见信号增强。CT检查可见MRI上对应的异常信号区域弥漫性不均匀钙化以及骨质破坏。实验室检查可检出关节滑液尿酸盐结晶，滑液白细胞增高，血沉增快，血尿酸升高。

根据典型病史、实验室检查以及影像学表现，诊断该病并不困难。如关节滑液中发现尿酸盐结晶或痛风石，可确诊为痛风性关节炎。如患者出现下列12项中的至少6项也可诊断：①急性关节炎发作多于1次；②炎症表现在一天内达到高峰③单关节炎症；④关节发红；⑤第一跖趾关节肿或痛；⑥累及单侧第一跖关节；⑦累及单侧跗跖关节；⑧可疑痛风石，⑨血尿酸增高；⑩单关节非对称性肿胀（X线片）；⑪无破坏的皮质下囊肿（X线片）；⑫关节炎发作时滑液培养阴性。

痛风性关节炎治疗以饮食控制加内科药物治疗为主。对于非典型表现或关节破坏持续加重的患者，以及存在巨大痛风石，妨碍活动、疼痛剧烈者，可行关节镜手术清理，术后应继续应用抗痛风药物。

专家点评

1．痛风性膝关节炎的诊断与鉴别诊断：部分患者的症状并不十分典型，如以膝关节疼痛为主诉，而血尿酸正常，即可能造成误诊。患者营养状况好，无外伤史，以间歇性膝关节疼痛为主要症状，发作时剧痛难忍，间歇时无任何症状，应高度怀疑痛风性关节炎。可行X线、CT、MRI等影像学检查辅助诊断。痛风性关节炎的MRI征象有时不易与其他表现为滑膜炎的疾病（如PVNS）鉴别，应注意痛风石常见的发生部位，必要时可行关节镜探查术确诊。

假性痛风（pseudogout）为关节软骨钙化同

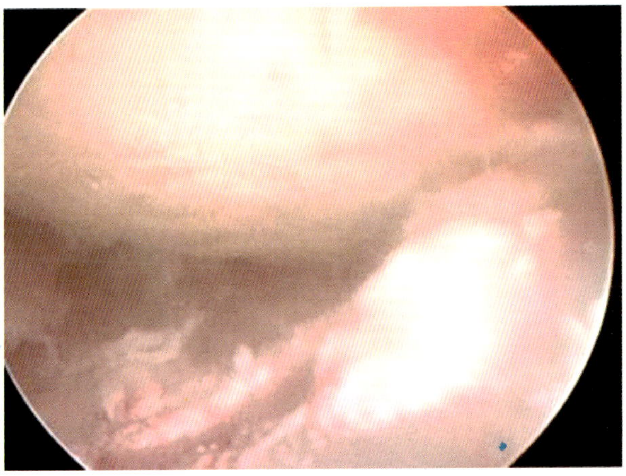

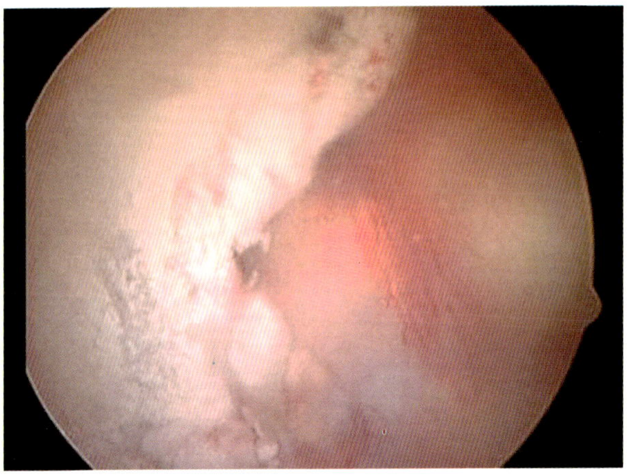

图1-10-14　关节镜下可见关节内软骨表面大量结晶样物质，软骨破坏严重

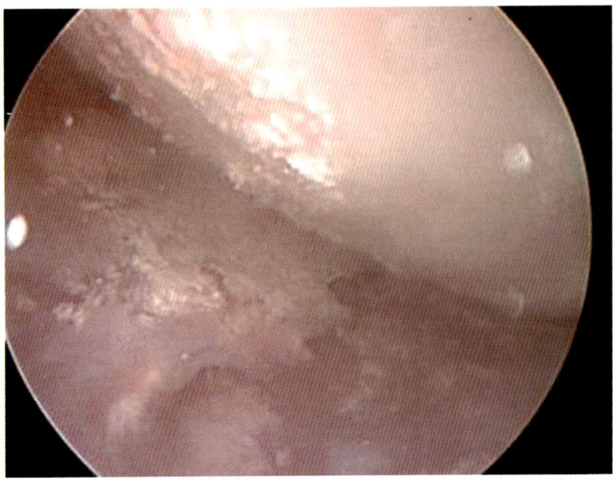

图1-10-15　关节镜下应用刨刀清除增生组织

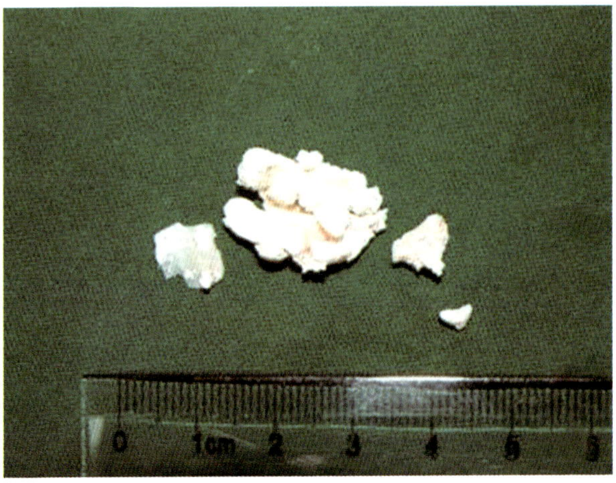

图1-10-16　切除的增生组织

时有类似痛风症状的疾病，急性期可表现为关节炎性症状，关节内可见结晶体，与痛风同属晶体刺激诱发，可能与软骨代谢先天异常有关。假性痛风性关节炎与痛风性关节炎的区别在于痛风性关节炎多发生于手足小关节，存在关节软骨缺损，血清尿酸增高，无软骨钙化，可见痛风石。

2．痛风性膝关节炎的关节镜下表现及处理：病变早期可以观察到滑膜上小颗粒状结晶，中期可见大量白色絮状结晶沉积于滑膜、软骨和半月板表面，晚期可出现软骨和骨缺损以及痛风石。增生的滑膜应用刨刀彻底清除，黏附于关节面上的尿酸盐结晶可用刮匙刮除，并注意保护软骨。术中将切除物保留作为进一步检查及诊断依据。术后应用大量生理盐水冲洗关节。

五、激素相关性骨梗死

【病例8】

1．病史：患者男性，18岁，因双膝内注射激素后疼痛数月就诊。患者于2年前开始出现不明原因双膝疼痛、肿胀，于当地拍X线片未见异常。数月前于当地双膝内注射激素类药物，具体不详，左膝1次，右膝3~4次。注射后疼痛加重，于我院就诊。发病以来无明显发热现象。

2．查体：患者步态正常。双膝未见明显肿胀。活动度正常。

3．辅助检查

（1）X线片：双膝股骨内髁关节软骨下区域呈锯齿样凹凸不平。关节间隙正常。

（2）MRI：双膝股骨内髁、外髁及胫骨平台软骨下骨区域出现广泛骨梗死病灶，关节软骨尚完整（图1-10-17）。

4．诊断：双膝关节骨软骨激素性梗死

5．治疗方案：双膝骨软骨梗死，累及广泛。但考虑关节软骨尚完整，目前暂无手术修复指征。需密切观察病灶的进展情况，定期复查MRI。如果将来出现广泛软骨坏死，关节面破坏，可考虑行骨软骨移植手术。

专家点评

1．病因分析：本病例膝关节内注射激素后出现广泛骨梗死，考虑原因为激素性骨梗死。临床上，骨梗死是常见于全身大剂量应用激素后的并发症。骨科常见股骨头缺血坏死及膝关节干骺端骨梗死。

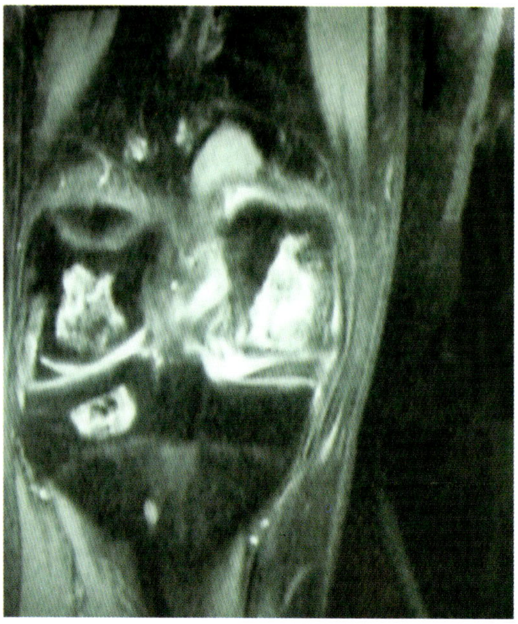

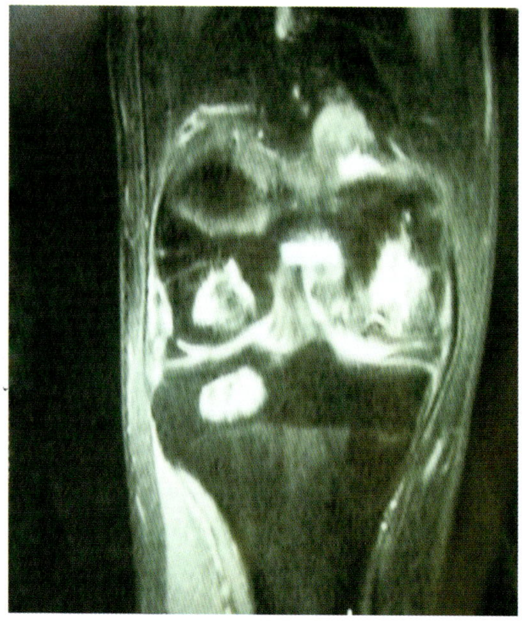

图1-10-17 双膝冠状位、矢状位、轴位MRI片。均显示双膝股骨内、外髁及胫骨平台存在广泛的软骨下骨梗死病灶

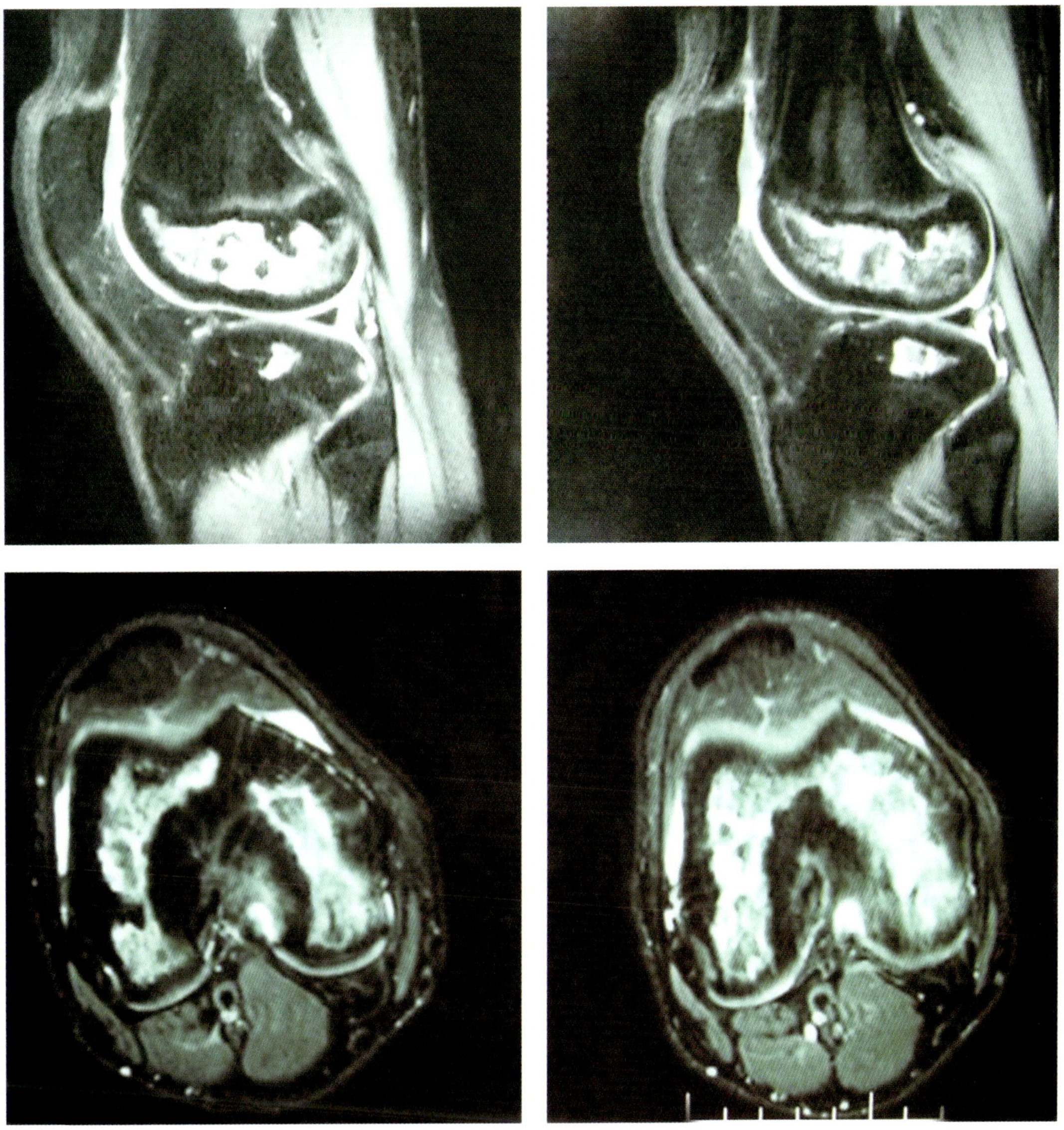

图1-10-17（续）　双膝冠状位、矢状位、轴位MRI片。均显示双膝股骨内、外髁及胫骨平台存在广泛的软骨下骨梗死病灶

全身应用大剂量激素需要有明确的指征，并要对上述常见骨科并发症进行密切观察。但是对于膝关节内局部注射激素，临床上鲜有应用指征，主要针对顽固性滑膜炎。对于类风湿性滑膜炎，如膝关节症状突出，可在全身治疗的基础上进行关节内激素注射，以缓解局部症状。另外，对个别膝关节康复的患者，如果出现关节内炎症导致关节活动受限、不能行走等严重症状，可考虑进行激素注射治疗。对于不明原因的关节肿胀、积液，首先应该进行病因学检查，找出病因并进行针对性治疗。不能草率地注射激素，这虽然可暂时消退部分积液，但这种简单的治疗并不可取，因其不仅没有达到彻底治疗的目的，还会导致本例中的并发症。

2．膝关节肿胀的诊断：如同不明原因发热待查一样，膝关节积液的诊断通常较为困难。首先要进行病因学检查，可以分成两大类：外伤性和非外伤性。

外伤性关节积液的诊断相对容易。年轻患者运动性积液包括膝关节内结构损伤性积液，如韧带、半月板损伤及关节脱位等，常不合并骨折，通常经过临床查体和MRI检查可明确诊断。运动过度性积液通常积液量不大，患者主诉有过度运动病史，但患者通常可以确定并没有受到明确的外伤，查体和MRI可排除损伤。

非外伤性积液也就是不明原因性积液的诊断较困难。通常要考虑感染性疾病和免疫类疾病两大类。感染性疾病中，常见但容易漏诊的是结核性滑膜炎，应引起特别的警惕。免疫类疾病包括常见的痛风、风湿病、强直性脊柱炎等。考虑到这些常见的非外伤性疾病，接下来要进行进一步针对性检查。结核性积液容易漏诊。痛风性关节积液容易误诊为关节内感染。反应性滑膜炎可继发于全身其他部位的感染，如上呼吸道的感染。

临床上常见的非特异性滑膜炎可进行对症治疗，如理疗消肿等。但该病的诊断必须要经过上述的一系列检查后才能作出。

老年性的关节积液常为骨性关节炎或慢性非特异性滑膜炎。基于患者年龄加上典型的X线片可作出诊断，不需特殊治疗。

3．关于本例治疗的考虑：本例患者目前暂时进行临床观察，预后还未可知。

这个病例提示我们对于关节积液的诊断和治疗不应简单化。最重要的是寻找病因，然后才能进行针对性治疗。

【病例9】

患者女性，21岁，膝关节疼痛5个月。既往有系统性红斑狼疮病史，有激素应用史。查体无明显阳性体征，MRI结果如图1-10-18所示。

专家点评

骨坏死（osteonecrosis）通常指骨骺区或关节下骨的无菌性缺血性改变，亦称之为缺血性坏死（AVN），常见的有股骨头缺血性坏死等。位于干骺端以及骨干的缺血性改变被称为骨梗死。在实际应用中，两者概念经常重叠。

骨梗死（boneinfarction）是供血不足所致弥散性、局灶性骨质坏死，多见于青少年患者，与激素应用、潜水、外伤等因素有关，常发生于股骨下段和胫骨上段髓腔内。部分患者患病数年后可自愈。四肢长管状骨的骨髓内脂肪丰富，髓腔内的营养血管细小，骨皮质坚硬，应用激素导致髓内脂肪浸润后缺乏缓冲余地，从而导致骨髓缺血坏死。缺血可使骨内形成局灶性梗死，来自梗死灶周围正常骨的纤维肉芽组织不断增生并吸收坏死组织，并以纤维化骨的方式形成新骨，也可

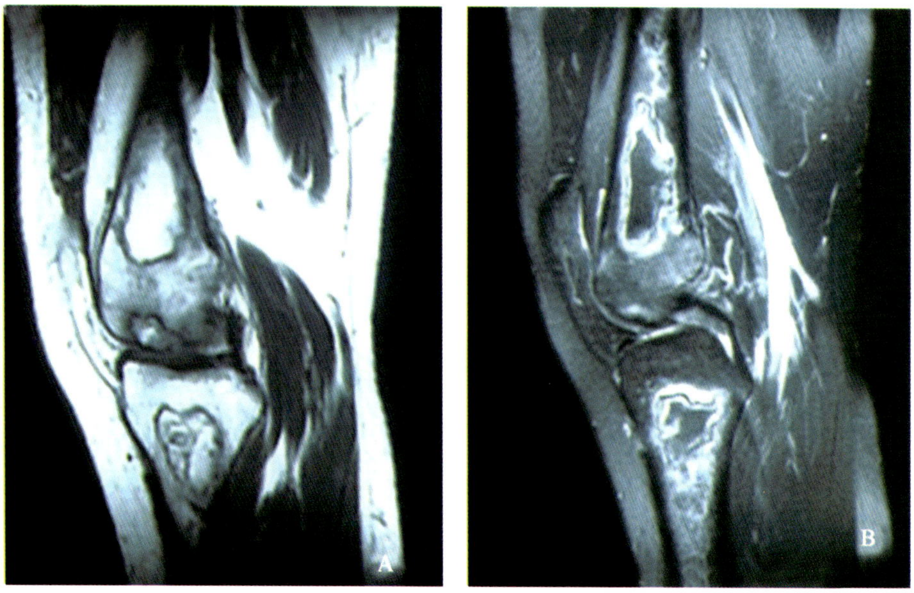

图1-10-18 MRI。矢状位可见股骨远端、胫骨近端骨髓腔内充满环状条带，呈地图状，周围可见新生骨

沿骨小梁间隙向死骨爬行，在骨小梁表面成骨，形成特征性的影像学表现。

本病发病缓慢，初期患者多无自觉症状。中期患者往往有酸胀不适，于负重、行走时加重，抬高下肢可缓解。后期患者可有严重退行性改变。X线片对早期患者诊断率低，偶可见松质骨内出现透亮区，周围钙化，中、晚期可呈现密度不均匀的钙化。CT可见髓腔内低密度条带，周围高密度硬化。MRI对早期骨梗死的诊断准确度高，T2加权像表现为髓腔内迂曲的环状低信号条带，中心为高信号区域，此征象称为“双线征”。病灶常多发，形态不规则，有融合趋势，此为骨梗死特异性表现。早期患者治疗以减少负重、休息、理疗为主，晚期患者可配合手术治疗，去除病灶并植骨。

激素性骨梗死多见于年轻患者，绝大多数都有风湿免疫疾病史，且有激素应用史。膝关节疼痛的患者如发现“满月脸”、“水牛背”等应用激素的征象应警惕此病。结合典型的病史以及MRI表现，诊断较为容易。

肩关节损伤

第二章

第一节 复发性肩关节脱位

一、复发性肩关节前脱位

【病例1】

1．病史：患者男性，26岁，7年前打篮球时右肩第一次脱位，在医院复位。至今右肩共脱位约10次，平均每年1~2次，每次均至医院复位。术前最后一次脱位为2周前。

2．查体：肩关节活动度：前屈上举170°（右），170°（左）；体侧外旋30°（右），60°（左）；内旋L2水平（右），T7水平（左）。神经血管检查正常。

3．专项查体：①Crank试验（+）；②无多发韧带松弛表现；③Sulcus征（+）；④Jerk征（–）；⑤Kim试验（–）；⑥Speed征（–）；⑦O'Brien征（–）；⑧Jobe征（–）；⑨Lag征（–）；⑩Belly-Press征（–）；⑪ Lift-Off征（–）。

4．影像学诊断

（1）X线片：盂肱关节对位好，未见明显异常。

（2）肩关节三维CT：肱骨头外上方存在Hill-Sachs损伤，肩盂前缘有较小磨损（图2-1-1）。

5．诊断：复发性肩关节前脱位（右）。

6．鉴别诊断：肩关节多方向不稳定。

7．治疗计划：关节镜下Bankart重建术。

专家点评

1．诊断：患者有肩关节反复脱位病史，查体显示其不稳定方向主要为前向。影像学检查支持上述诊断，故该患者诊断明确。

对于复发性肩关节前脱位来说，保守治疗失效率高，效果不好，因此有手术指征。

2．骨性缺损的评估：术前三维CT虽然显示肩盂前缘存在缺损，但未及肩盂下部圆直径的25%，因此手术计划为关节镜下Bankart重建术重建撕脱的盂肱下韧带复合体。

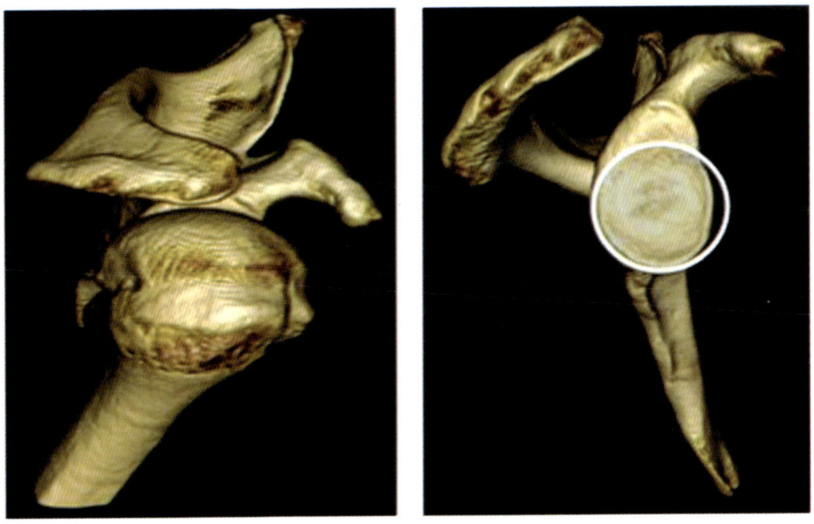

图2-1-1 术前三维CT检查。肱骨头后上方可见Hill-Sachs损伤，肩盂前缘亦有一定程度骨缺损

术中在关节镜下需对关节进行全面检查，以处理所有伴随病变。采用镜下动态检查的方法来评估其Hill-Sachs损伤的大小及是否为Engaging Hill-Sachs损伤。

3．手术方法的选择：对肩盂骨性缺损不超过25%、非Engaging Hill-Sachs损伤、前关节囊质量好、适于手术重建的病例，可采用关节镜下Bankart重建术重建盂肱下韧带前束的止点。先后在肩盂相当于5点、4点及3点处打入3枚金属缝合锚，通过镜下过线打结操作，将撕脱的盂唇韧带复合体重新固定于肩盂前下缘，同时紧缩前关节囊（图2-1-2、图2-1-3）。

手术后患肢颈腕吊带制动6周，6周后开始被动关节活动练习，3个月时开始主动练习。术后1年内禁止进行高强度接触性体育运动。

【病例2】

1．病史：患者女性，24岁，7年前外伤后右肩第一次脱位，至今脱位约20余次，其中有2次需至医院复位，其余各次均可自行复位。最近一次脱位为1个月前。

2．查体：肩关节活动度：前屈上举150°（右），170°（左）；体侧外旋30°（右），60°（左）；内旋臀部水平（右），T4水平（左）。右手感觉、血运、活动好，桡动脉搏动有力。

3．专项查体：①Crank试验（+）；②无多发韧带松弛表现；③Sulcus征（+）；④Jerk征（-）；⑤Kim试验（-）；⑥Speed征（-）；⑦O'Brien征（-）；⑧Jobe征（-）；⑨Lag征（-）；⑩Belly-Press征（-）；⑪Lift-Off征（-）。

4．影像学诊断

（1）X线片：盂肱关节对位好，未见明显异常。

（2）肩关节三维CT：肱骨头外上方存在巨大Hill-Sachs损伤，肩盂前缘有明显缺损，磨损高度超过肩盂直径的25%。

5．诊断：复发性肩关节前脱位（右）。

6．鉴别诊断：肩关节多方向不稳定。

7．治疗计划：切开喙突移位术。

专家点评

1．诊断：患者有肩关节反复脱位病史，查体显示其不稳定方向主要为前向。影像学检查支持上述诊断，故该患者诊断明确。

对于复发性肩关节前脱位来说，保守治疗失效率高，效果不好，因此有手术指征。

2．骨性缺损的评估：术前三维CT显示肩盂前缘存在明显缺损，已超过肩盂下部圆直径的25%。

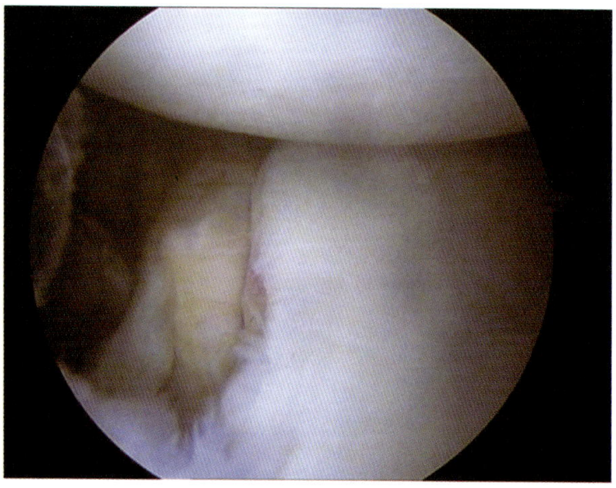

图2-1-2 关节镜术中可见肩盂前缘存在明显的前下方盂唇撕脱，即Bankart损伤

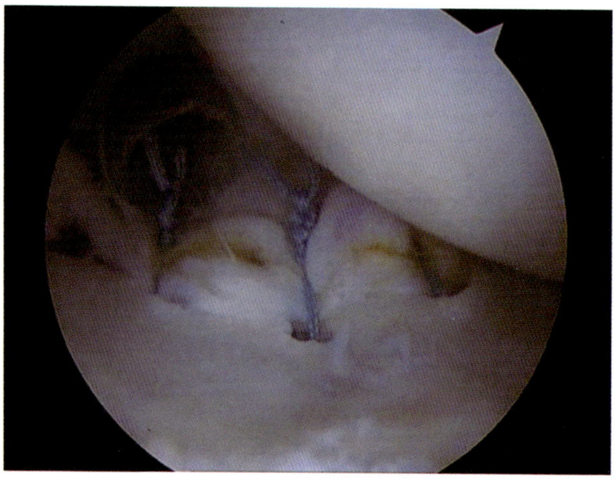

图2-1-3 关节镜下Bankart重建术后效果

3．手术方法的选择：对于肩盂骨性缺损超过25%的复发性肩关节前脱位的患者，关节镜下Bankart重建术后复发率高，此时需选择切开的喙突移位（Latarjet）术进行治疗。

术中需注意以下几点：

（1）截取的喙突骨块应足够大。需在喙突弓状弯曲处相当于喙锁韧带止点以远处截断喙突，截取时需注意保护喙锁韧带。由于喙肩韧带的喙突端起自截骨部位远端，因此需从其肩峰端切断喙肩韧带（图2-1-4）。

（2）从肩胛下肌腱中部水平将其分开，显露深方的关节囊组织。纵劈关节囊后，进入盂肱关节。对肩盂前下部将固定喙突的骨床处做充分的新鲜化（图2-1-5）。

（3）常用的喙突骨块固定方法有两种。经典的方法是固定时不对骨块做任何翻转，以骨块的深面紧贴肩胛颈部的前面，进行固定。这种方法的优势在于骨块与肩胛颈部前面的接触面最大，坚固固定有利于早期开始功能锻炼；劣势是加宽肩盂的作用不足。Burkhart对其的改良是将骨块翻转90°，将其内面与肩盂颈部前面紧贴进行固定，而使用骨块较为宽阔的深面来增加肩盂的宽度。这种方法的优势是可以充分增宽肩盂直径；但由于喙突骨块的内面往往较为狭窄，因此固定时有一定难度。有时固定的强度不足，术后需要制动更长时间方能开始进行康复锻炼。

（4）对前关节囊的重建目前亦有两种不同方法。经典的Latarjet手术需将纵行劈开的关节囊的外部与喙突上的喙肩韧带的残端缝合（图2-1-6）。而另有一些作者认为，该方法会使移位的喙突骨块成为关节内结构而磨损肱骨头关节面，因而他们建议在肩盂前下缘的边缘打入2枚金属缝合锚，用缝合锚的尾线将松解下来的前下方盂唇关节囊组织重建在肩盂边缘、喙突骨块内侧（图2-1-7）。

4．术后康复：术后患肢吊带制动。术后2周开始被动的关节活动练习。待术后6周拍片并作CT检查显示移位骨块有初步愈合后，再开始主动活动练习及肌力练习。

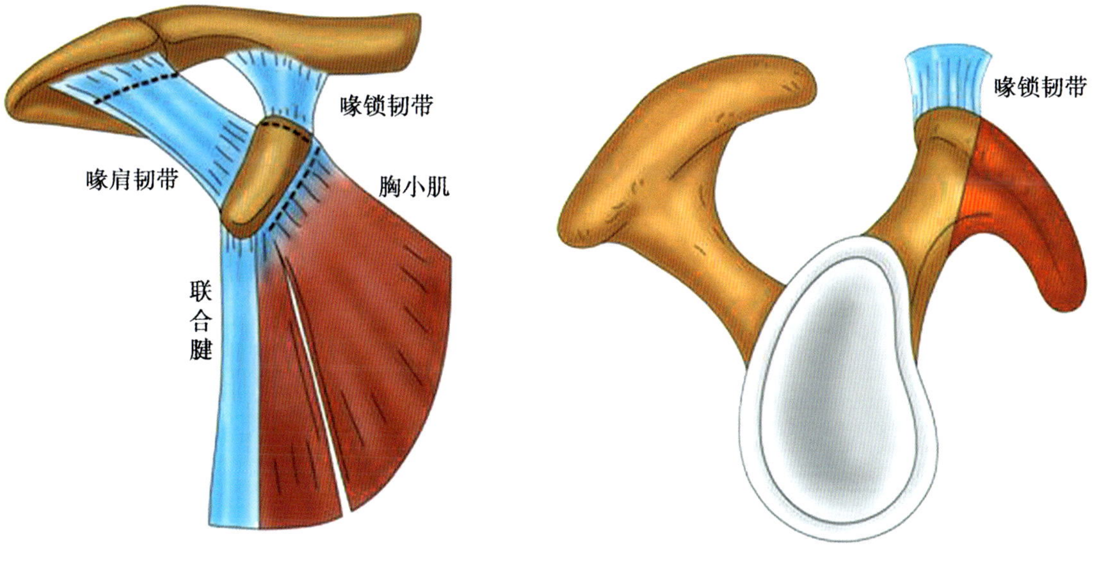

图2-1-4　喙突截骨位置

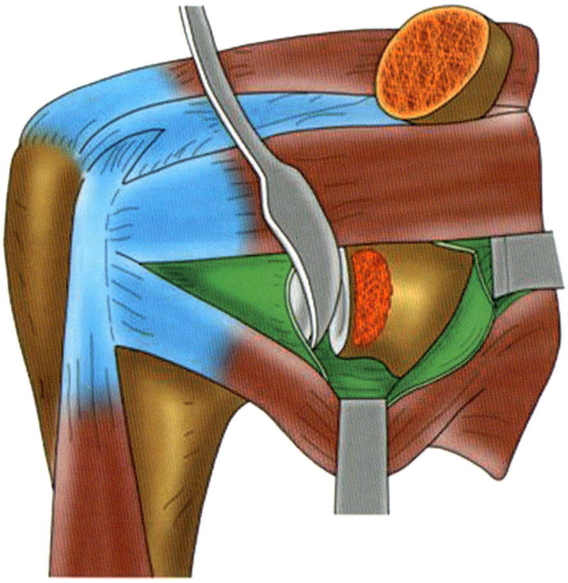

图2-1-5 对肩盂前下部骨床进行新鲜化

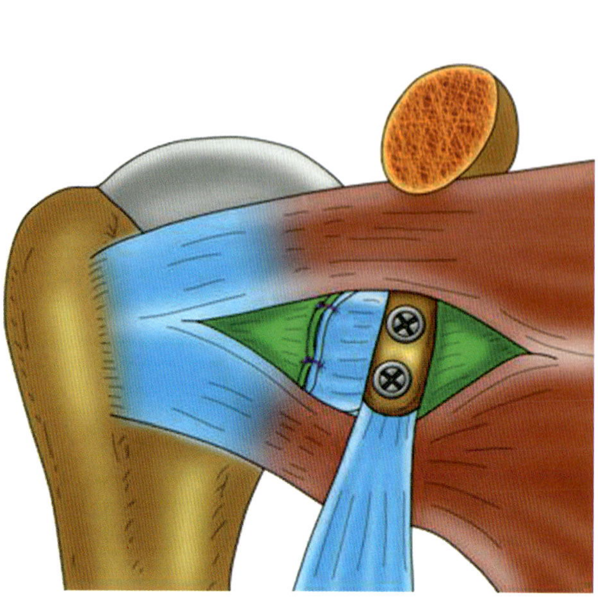

图2-1-6 经典的Latarjet手术前关节囊重建方法

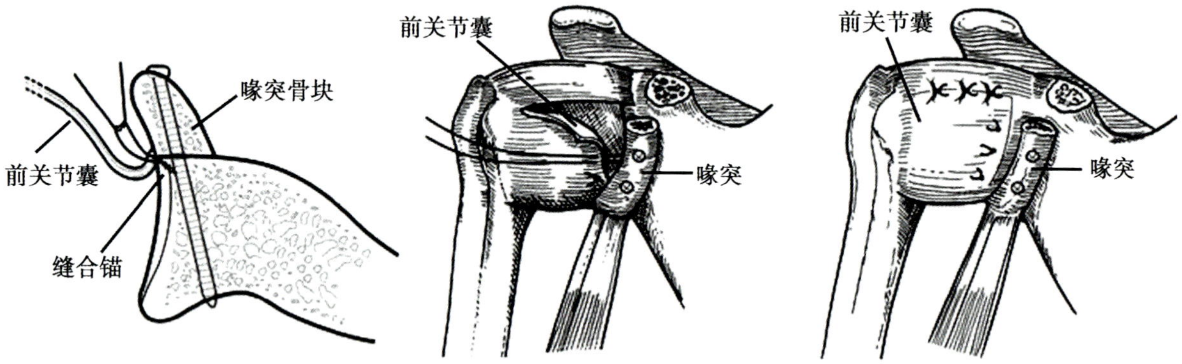

图2-1-7 改良的喙突移位的前关节囊重建方法

【病例3】

1．病史：患者男性，20岁，2年前外伤后左肩第一次脱位。至今脱位约6次，均需至医院复位，最近一次脱位为1周前。

2．查体：肩关节活动度：前屈上举170°（右），170°（左）；体侧外旋80°（右），30°（左）；内旋水平T5（右），T5水平（左）。左手感觉、血运、活动好，桡动脉搏动有力。

3．专项查体：①Crank试验（+）；②无多发韧带松弛表现；③Sulcus征（+）；④Jerk征（-）；⑤Kim试验（-）；⑥Speed征（-）；⑦O'Brien征（-）；⑧Jobe征（-）；⑨Lag征（-）；⑩Belly-Press征（-）；⑪ Lift-Off征（-）。

4．影像学诊断

（1）X线片：盂肱关节对位好，未见明显异常。

（2）肩关节三维CT：肱骨头外上方存在巨大Hill-Sachs损伤，肩盂前缘有明显缺损，但缺损高度不超过肩盂下部圆直径的25%。

5．诊断：复发性肩关节前脱位（左）。

6．鉴别诊断：肩关节多方向不稳定。

7．治疗计划：关节镜下Bankart重建+Hill-Sachs Remplissage术。

专家点评

1．Engaging Hill-Sachs损伤：所谓Engaging Hill-Sachs损伤是指：肩关节处于外展90°位，在逐渐由0°外旋至135°的过程中，如果肩盂前缘卡入肱骨头后上方的Hill-Sachs损伤内，则这种Hill-Sachs损伤即为Engaging Hill-Sachs损伤。这一概念是由Burkhart在2000年时首先提出的。他的研究证实，这种巨大的Hill-Sachs损伤亦会造成关节镜下重建术后患者的复发脱位几率明显升高（图2-1-8）。

2．手术方法的选择：本例病例术中评估发现存在Engaging Hill-Sachs损伤。但患者前关节囊质量好，肩盂骨性缺损不大，故采用关节镜下Bankart重建术重建盂肱下韧带前束的止点，但同时需在镜下处理Hill-Sachs损伤。Hill-Sachs Remplissage术可在关节镜下完成，因此具有微创的特点。

3．Hill-Sachs Remplissage术：早期的Hill-Sachs Remplissage术是根据缺损的大小选择在其内置入1~2枚缝合锚钉，通过使用软组织刺穿钳，将缝合锚钉的尾线分布于冈下肌腱内备用（图2-1-9）。在进行完镜下Bankart重建术后将关节镜转入肩峰下间隙，找到后方刺穿冈下肌腱的缝合锚的尾线（图2-1-10），打结后将肌腱固定在Hill-Sachs损伤内（图2-1-11、图2-1-12）。采用这一方法需注意尽可能不要紧缩后方的肩袖肌腱，否则可能会导致肩关节内旋受限。

目前最新的方法是在Hill-Sachs损伤的上、下缘各打入一枚缝合锚钉，其尾线采用double-pully技术对后方关节囊及肩袖肌腱进行固定，从而避免了对后方肩袖肌腱的短缩作用。

4．术后康复：手术后患肢颈腕吊带制动6周，6周后开始被动关节活动练，3个月时开始主动练习。术后1年内禁止进行高强度接触性体育运动。

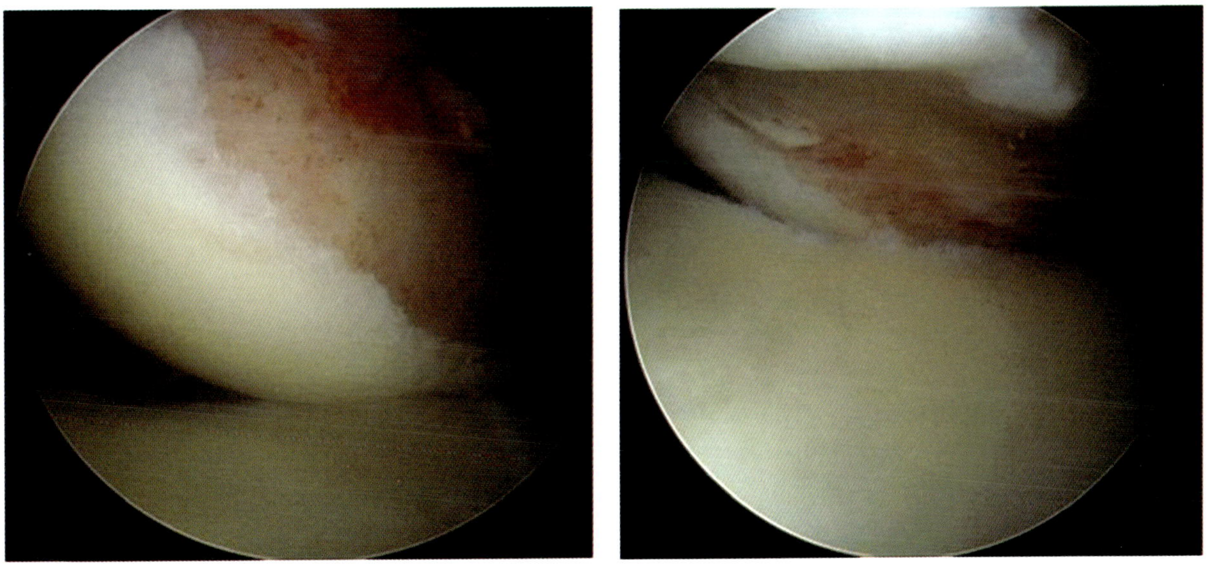

图2-1-8　关节镜手术中动态外展外旋肩关节过程中，可见肩盂前缘卡入Hill-Sachs损伤内

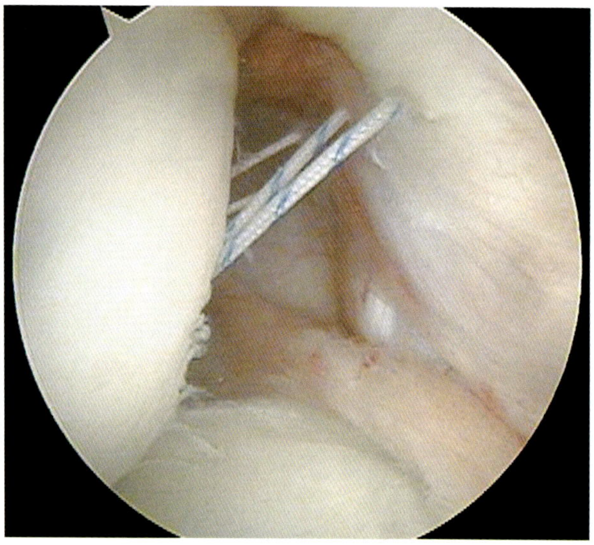

图2-1-9 经表皮及后方冈下肌腱向巨大的Hill-Sachs损伤内打入2枚直径3.5mm的金属缝合锚钉

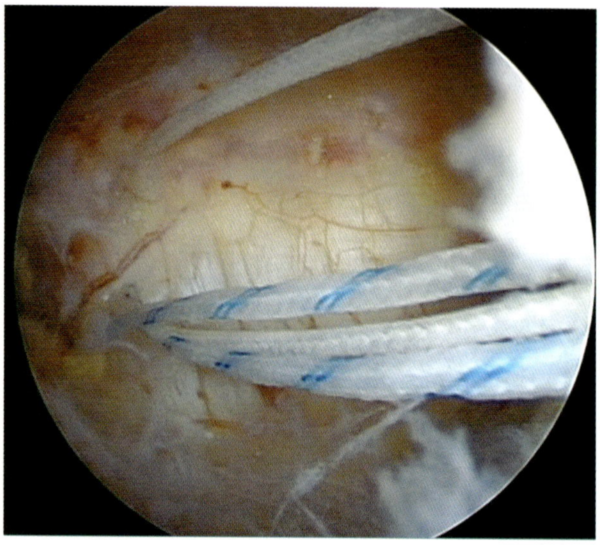

图2-1-10 在肩峰下间隙找到分布于冈下肌腱内的缝合锚的尾线

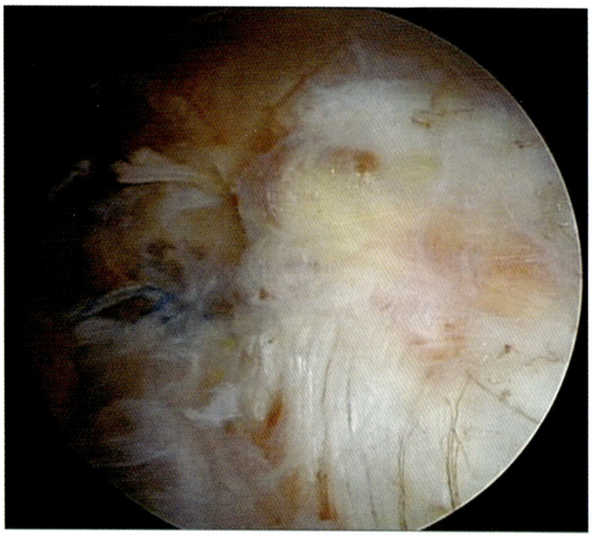

图2-1-11 在肩峰下间隙打结后将冈下肌腱固定于Hill-Sachs损伤内

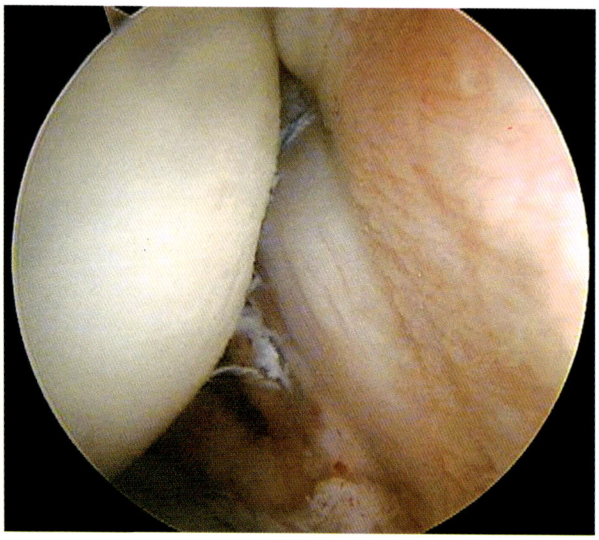

图2-1-12 关节镜转回盂肱关节后可见冈下肌腱已被固定于Hill-Sachs损伤内

二、肩关节多方向不稳定

【病例4】

1．病史：患者男性，19岁，1年前无明显诱因出现左肩反复脱位，脱位发作十分频繁，日常生活中即可出现，每次均自行复位。

2．查体：肩关节活动度：前屈上举170°（右），170°（左）；体侧外旋80°（右），60°（左）；内旋水平T5（右），T7水平（左）。左手感觉、血运、活动好，桡动脉搏动有力。

3．专项查体：①Crank试验（+）；②存在多发韧带松弛表现；③Sulcus征（+++）；④Jerk征（+）；⑤Kim试验（+）；⑥Speed征（+）；⑦O'Brien征（+）；⑧Jobe征（-）；⑨Lag征（-）；⑩Belly-Press征（-）；⑪ Lift-Off征（-）。

4．影像学诊断

（1）X线片：盂肱关节对位好，未见明显异常。

（2）肩关节三维CT：肱骨头外上方存在较小Hill-Sachs损伤，肩盂前缘无明显损伤。

5．诊断：肩关节多方向不稳定（左）。

6．鉴别诊断：复发性肩关节前脱位。

7．治疗计划：关节镜下盂唇修复、关节囊紧缩术。

专家点评

1．诊断：肩关节多方向不稳定是一类复杂的肩关节疾患。1980年，Neer首先对这类疾病进行了描述。一般认为，肩关节多方向不稳定具有不同于前方不稳定的特点，其临床特点为：①患者在肩关节运动未达极限位置时即可发生脱位；②患者肩关节存在2~3个方向的不稳定。

肩关节多方向不稳定的典型病理特点包括两方面：①盂肱关节下关节囊明显冗余；②肩袖间隙关节囊组织纤弱。若患者脱位继发于外伤，亦可能伴随Bankart损伤。

对肩关节前方不稳定的确诊需检查前方恐惧试验，即Crank试验；后方不稳定的诊断试验为Jerk试验（图2-1-13）；另外，Kim试验对诊断后盂唇损伤有一定意义。肩关节下方不稳定对诊断肩关节多方向不稳定至关重要，所有肩关节多方向不稳定的患者均存在不同程度的下方不稳定，因此在Neer和Foster最初的描述中，下方不稳定是诊断的必备条件。若肩关节Sulcus征为（+++），可认为其存在下方不稳定（图2-1-14）。另外，还应检查患者是否存在多发关节松弛，是否伴随其他肩关节周围损伤，如SLAP损伤、肩袖损伤等。

2．保守治疗：Burkhead和Rockwood对存在症状的肩关节多方向不稳定的患者进行康复治疗，88%的患者获得了满意的疗效。因此对于此类患者，康复治疗仍是首选的治疗方案。

康复治疗的目的在于通过肌力练习重建有效的关节压配作用并改善本体感觉功能。如果在开始阶段患者有明显肩痛症状，应通过口服消炎镇痛药物缓解后再开始康复训练过程。康复分为两个阶段：在第一阶段，主要采用弹力带进行针对肩袖肌群和三角肌的肌力训练（图2-1-15）。训练应避免肩关节外展超过90°，以防训练中出现肩峰撞击症的问题。几周后，增加针对肩胛带肌肉如菱形肌、肩胛提肌和前锯肌的肌力训练（图2-1-16）。大约在开始康复训练后的3个月时开始第二阶段的训练，主要目的是恢复患者的本体感觉，增强肱骨和肩胛骨的协调性。需要注意的是，在训练开始前就要告知患者，康复锻炼不可能在短期内获得明显的疗效，需要长期的坚持才能奏效。大多数情况下，只有患者坚持肌力练习超过3个月才能获益。

3．手术治疗：对经3~6个月的规范保守治疗无效者，可采用手术治疗。手术治疗的目的在于紧缩下方关节囊和关闭肩袖间隙来达到全面紧缩关节囊的目的，从而改善肩关节的稳定性。另外，如果患者同时存在盂唇损伤，在术中亦应对损伤的盂唇进行重建。

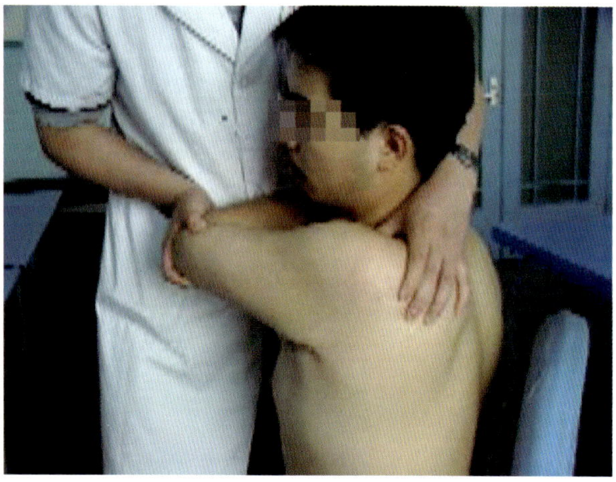

图2-1-13 检查患者的Jerk征。当患者前屈并内收肩关节时，沿肱骨干轴向向后方推上肢，检查者的另一手稳定患者肩胛骨，此时肱骨头向后方脱位

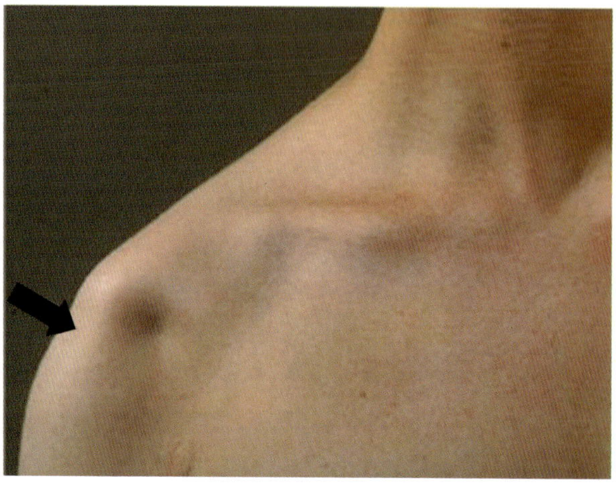

图2-1-14 箭头所指为在体侧牵引患者上肢时，可见肩峰与肱骨头之间明显的凹陷征（Sulcus征）

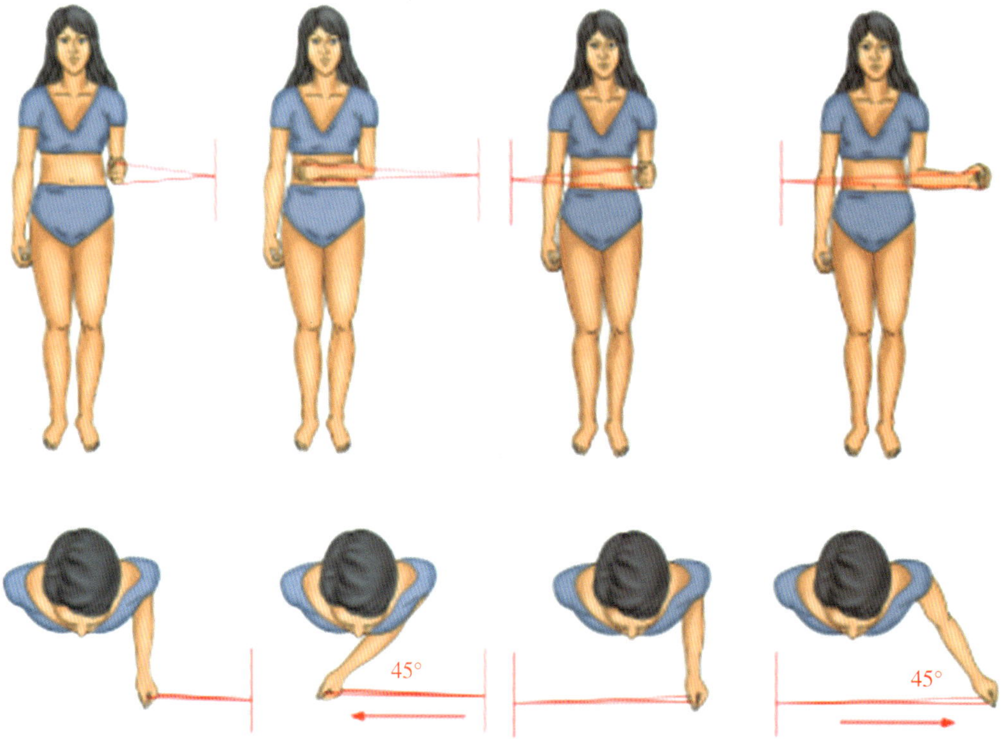

图2-1-15 肩袖及三角肌肌力练习

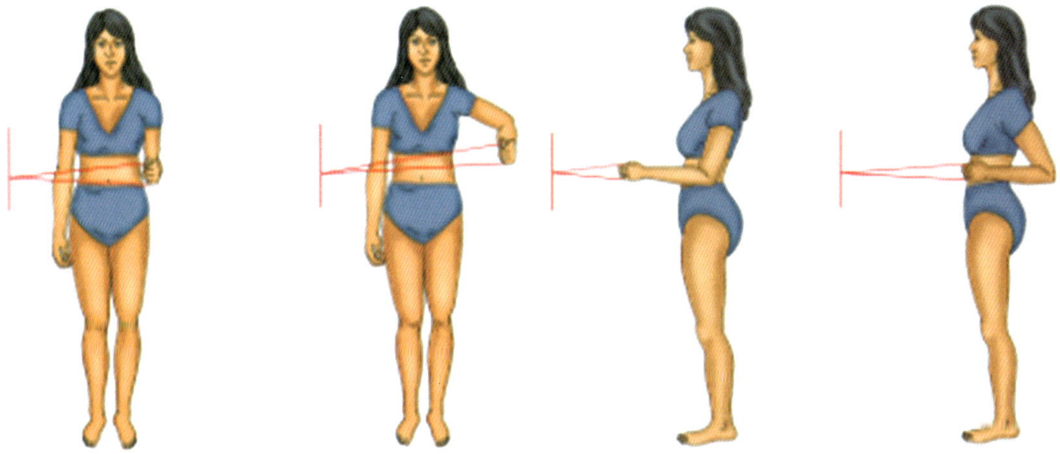

图2-1-15（续） 肩袖及三角肌肌力练习

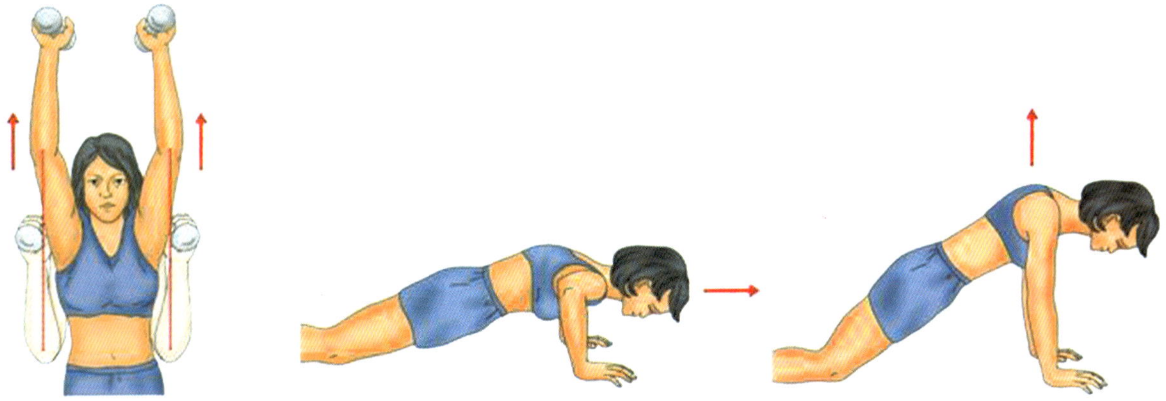

图2-1-16 肩胛带肌力练习

1980年，Neer和Foster报道了采用切开的关节囊紧缩术治疗肩关节多方向不稳定，获得了良好的手术效果。此术式在相当长时间内成为治疗这一疾患的标准手术方法（图2-1-17）。在文中，作者根据患者不稳定的主要方向选择前方或后方入路，将关节囊自肱骨侧止点切断后进行重叠缝合以起到紧缩下方关节囊的作用。如果不稳定的主要方向为后向，但同时存在前方的Bankart损伤，作者建议采用后方入路进行关节囊紧缩，但同时采用前方入路进行Bankart损伤的修补。术后患肢需要用支具固定在体侧肩关节外旋10°位5~6周，之后开始进行康复锻炼。

近年来由于关节镜技术不断发展成熟，上述的关节囊紧缩、肩袖间隙关闭以及盂唇修补的过程已均可在镜下进行。镜下手术的要点在于从前方及后方同时提升紧缩下关节囊。关节镜下手术后患者的康复过程与切开手术的类似。由于关节镜手术创伤小，并可同时处理所有病变，近年来已日益取代切开手术成为标准治疗方案。

对本例患者，我们采用关节镜下不稳定重建术进行治疗。术中发现患者除有明显的关节囊冗余外，还同时存在前方、后方及上盂唇损伤。因此术中应用缝合锚对损伤的盂唇进行了修补，并同时从前方、后方对下关节囊进行紧缩（图2-1-18至图2-1-20）。最后在镜下关闭前方肩袖间隙（图2-1-21）。

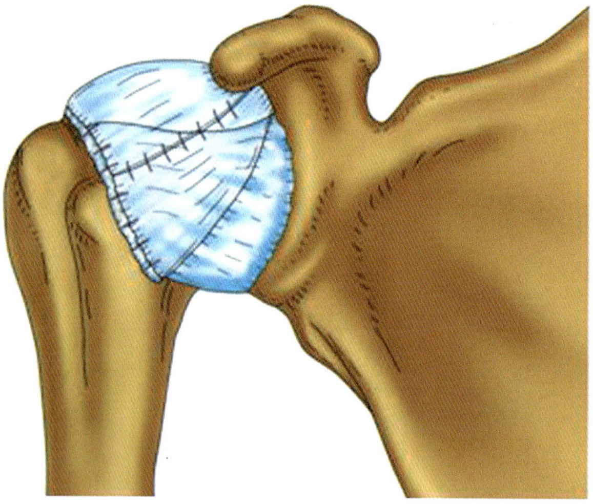

图2-1-17 Neer和Foster提出的切开下关节囊紧缩术的示意图

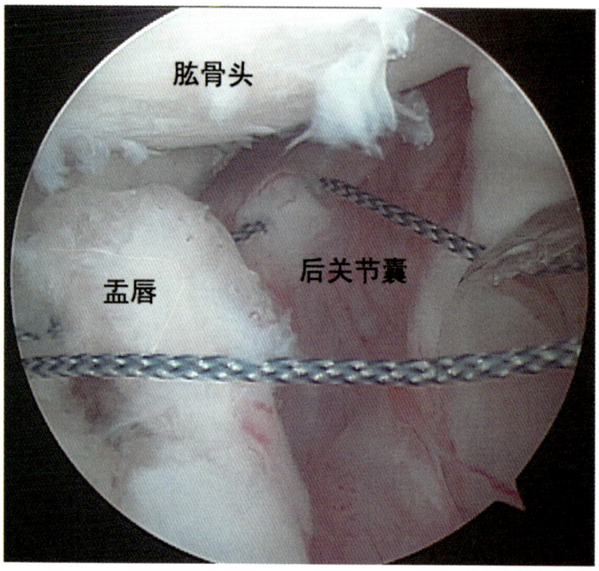

图2-1-18 关节镜下多方向不稳定重建。缝合锚打入肩盂边缘后，将其尾线穿过损伤的盂唇和后关节囊，打结后同时重建盂唇并对后关节囊进行紧缩

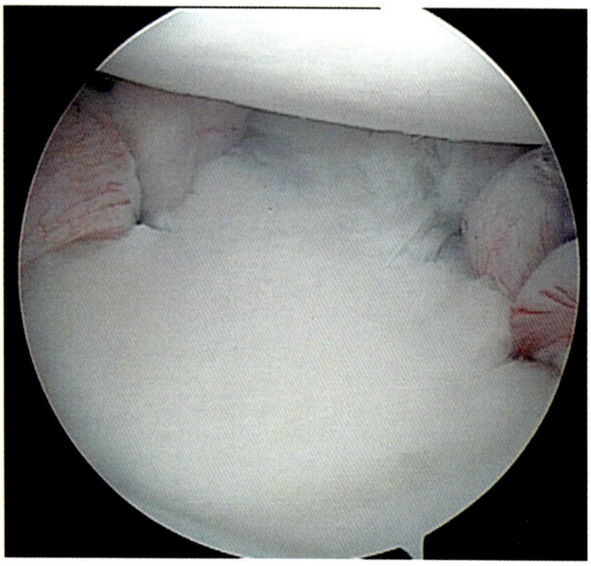

图2-1-19 关节镜下前下及后下盂唇重建后效果

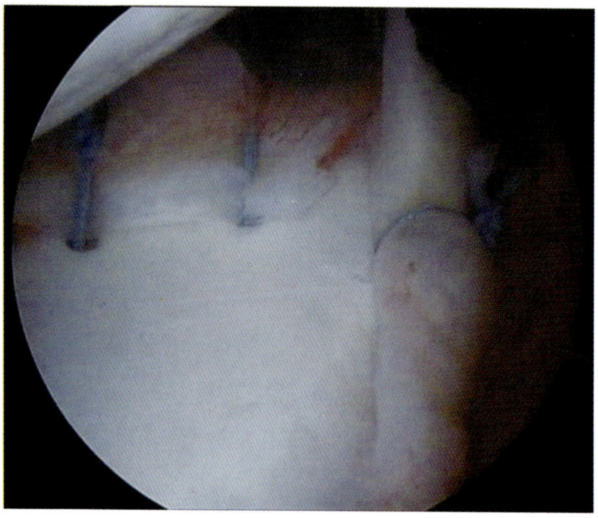

图2-1-20 关节镜下上盂唇损伤（SLAP损伤）修补术后效果

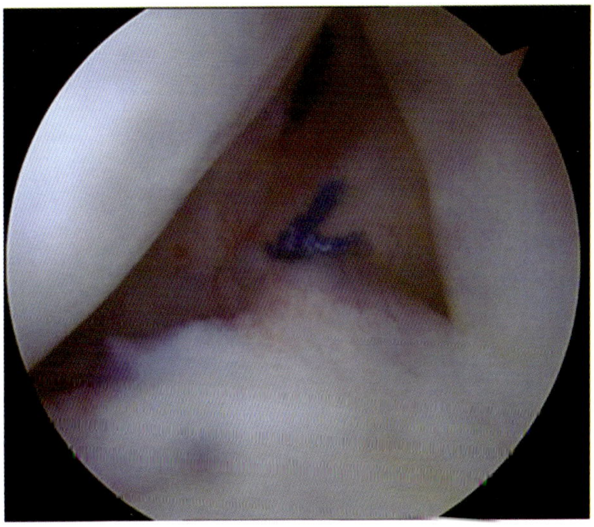

图2-1-21 关节镜下肩袖间隙关闭

三、肩关节后方不稳定

【病例5】

1．病史：患者男性，18岁，1年前打篮球时扑倒，当时左手在前方撑地，即感左肩疼痛。经休息后症状有所缓解，但此后左肩后方有持续疼痛不适感觉，以俯卧撑时为著。

2．查体：肩关节活动度：前屈上举170°（右），170°（左）；体侧外旋80°（右），80°（左）；内旋水平T5（右），T5水平（左）。左手感觉、血运、活动好，桡动脉搏动有力。

3．专项查体：①Crank试验（-）；②无多发韧带松弛表现；③Sulcus征（+）；④Jerk征（+）；⑤Kim试验（+）；⑥Speed征（-）；⑦O'Brien征（-）；⑧Jobe征（-）；⑨Lag征（-）；⑩Belly-Press征（-）；⑪ Lift-Off征（-）。

4．影像学诊断

（1）X线片：盂肱关节对位好，未见明显异常。

（2）肩关节三维CT：肱骨头未见明显损伤，肩盂后缘无明显损伤。

5．诊断：肩关节后方不稳定（左）。

6．鉴别诊断：肩关节多方向不稳定。

7．治疗计划：关节镜下盂唇修复、关节囊紧缩术。

专家点评

1．诊断：肩关节后方不稳定可分为自发性后方不稳定、发育性后方不稳定以及获得性后方不稳定等几类。所谓自发性后方不稳定是指患者可通过异常的肌肉收缩有意识或无意识地使肩关节向后脱位。而发育性后方不稳定通常是指由于肩盂发育异常，过度后倾造成的肩关节后方不稳定。临床上最多见的一类后方不稳定是由于反复作用的微创伤或一次较为严重的创伤暴力事件导致的获得性后方不稳定。

获得性肩关节后方不稳定最常见的病理改变为盂肱关节后关节囊冗余。这种冗余往往是由于反复的微创伤导致的关节囊拉伸，或一次明显创伤后关节囊撕裂后在拉伸的状态下愈合所致。另外，后方盂唇损伤亦是这类患者中常见的病理改变。

病史对诊断很有帮助。患者的典型症状是肩关节处于特定位置时出现的疼痛或不稳定感。可诱发症状的位置各有不同，但往往是肩关节处于一定程度的前屈、内收及内旋位时。多数情况下肩关节的疼痛症状只有在出现关节脱位或半脱位时才会出现。

查体仍需遵循骨科检查的望、触、动、量及特殊检查的顺序。对肩关节后方不稳定的确诊需检查Jerk试验（图2-1-22）；另外，Kim试验对于诊断后盂唇损伤有一定意义。

此类患者从普通平片上往往很难发现明显异常。肩关节CT检查可以帮助我们发现患者是否存在由于反复磨损或先天发育不良而导致的肩盂过度后倾，以及是否存在肱骨头前方的反Hill-Sachs损伤。

2．保守治疗：对肩关节获得性后方不稳定，首先应尝试保守治疗。保守治疗方案包括改变运动方式、后方肩袖肌力练习、后部三角肌练习以及肩胛带肌肉训练。在保守治疗时应注意避免做诱发肩关节症状的动作。

3．手术治疗：若3~6个月保守治疗无效，应考虑手术治疗。多数情况下肩关节后方不稳定是由盂肱关节的后关节囊损伤或后方盂唇损伤等此类软组织损伤造成的。因此，手术治疗首选切开或关节镜下后关节囊的紧缩，若合并后方盂唇损伤则同时修补后方盂唇。但如术前CT显示患者肩关节存在明显的后方肩盂缺损或肩盂由于先天的发育不良而过度后倾，则应选择骨移植，以建立后方骨挡（图2-1-23），或进行肩盂截骨手术（图2-1-24）。

对本例患者，由于其后方单方向不稳定诊断明确，且术前CT上并未发现有明显的后部肩盂过度缺损而导致的肩盂过度后倾的现象，因此我们选择进行关节镜下软组织重建手术。镜下检查发现，患者肩关节后方盂唇撕裂、关节囊冗余，因此手术选择后方盂唇修补并同时进行关节囊紧缩（图2-1-25、图2-1-26）。患者术后肩关节支具制动于外旋位，6周后开始被动活动练习（图2-1-27）。

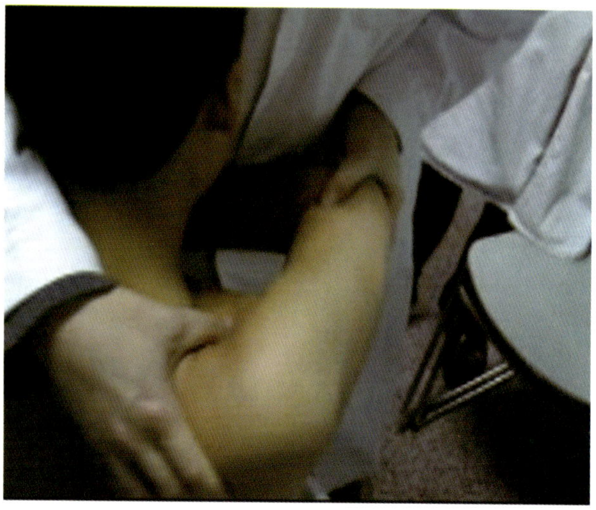

图2-1-22 Jerk试验

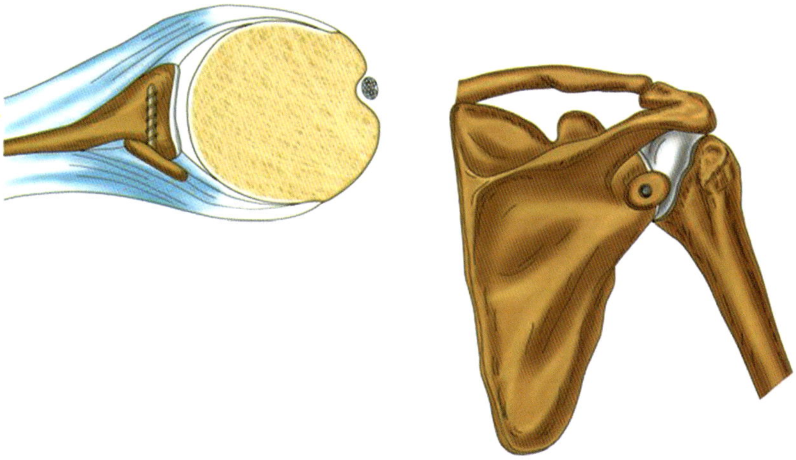

图2-1-23 手术建立肩盂后方骨挡

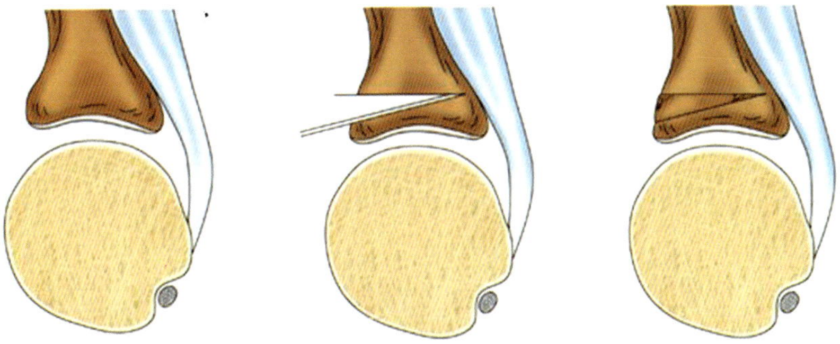

图2-1-24　肩盂截骨术

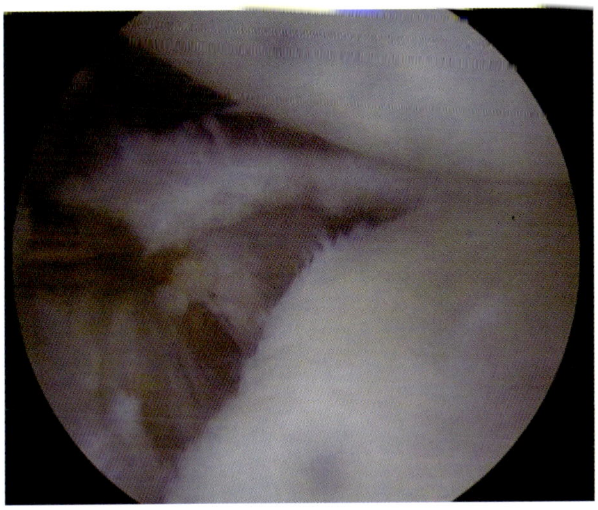

图2-1-25　对撕裂的后方盂唇进行充分松解

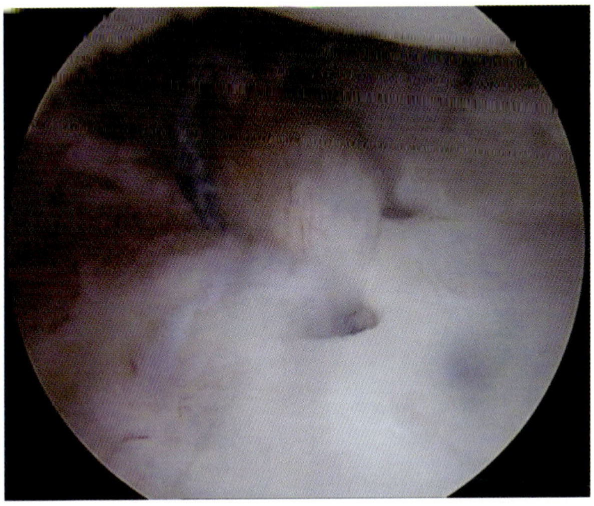

图2-1-26　手术重建后方盂唇，并同时紧缩后关节囊

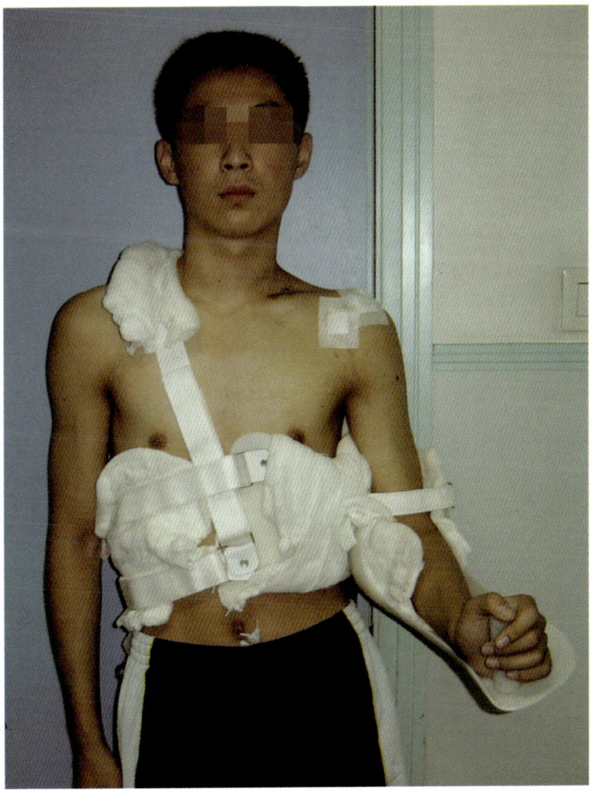

图2-1-27　术后肩关节外旋位制动

第二节 撞击综合征与肩袖损伤

【病例1】

1．病史：患者女性，52岁，主因“外伤后左肩关节疼痛、活动受限3个月”入院。患者3个月前摔倒，倒地时以左臂支撑身体。伤后出现左肩关节疼痛及活动受限症状，左肩疼痛于活动时加重，休息时减轻，夜间疼痛较为明显。3个月来疼痛及活动受限逐渐加重，口服止痛药物效果不佳。既往体健，无其他疾病史。

2．查体：双侧肩关节外观对称，无明显异常。

肩关节活动度（主动）：前屈上举170°（右），90°（左）；体侧外旋70°（右），60°（左）；内旋T7水平（右），L1水平（左）。

左侧被动活动度（患者因疼痛未能完全配合）：前屈上举120°，体侧外旋60°，内旋L1水平。

3．专项查体：①Jobe征（-）；②Lag征（-）；③Belly-Press征（-）；④Lift-Off征（-）；⑤Neer征（+）；⑥Hawkin征（+）。

4．影像学诊断

（1）左肩关节外旋正位片如图2-2-1所示，可见大结节硬化、增生较为明显。

（2）在MRI斜冠状位上，可见冈上肌肌腱撕裂（图2-2-2）。

5．诊断：左肩关节肩袖损伤（冈上肌肌腱撕裂）。

6．鉴别诊断：冻结肩。

7．治疗计划：肩关节镜下肩袖修补术。

术中探查可见冈上肌肌腱的小撕裂（图2-2-3A），对肌腱断端进行清创处理，同时打磨大结节表面（图2-2-3B），以2枚缝合锚重建冈上肌肌腱止点（图2-2-3C）。

术后复查肩关节正位片可见内固定物位置良好（图2-2-4）。

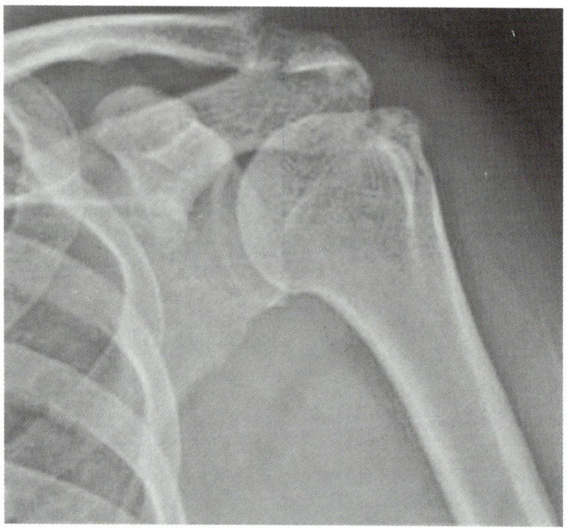

图2-2-1 左肩关节外旋正位片，可见大结节硬化、增生较为明显

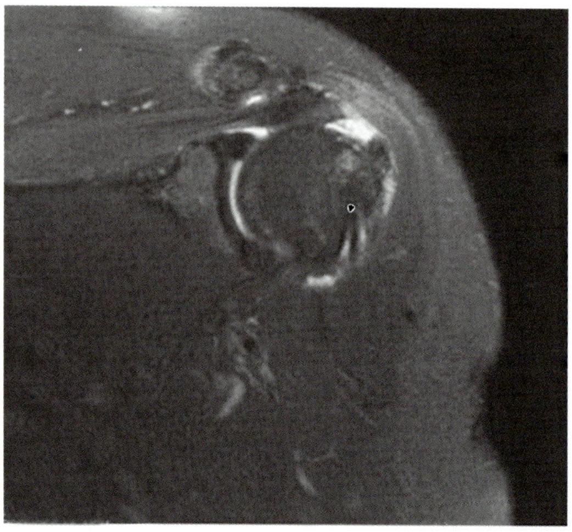

图2-2-2 MRI斜冠状位，可见冈上肌肌腱撕裂

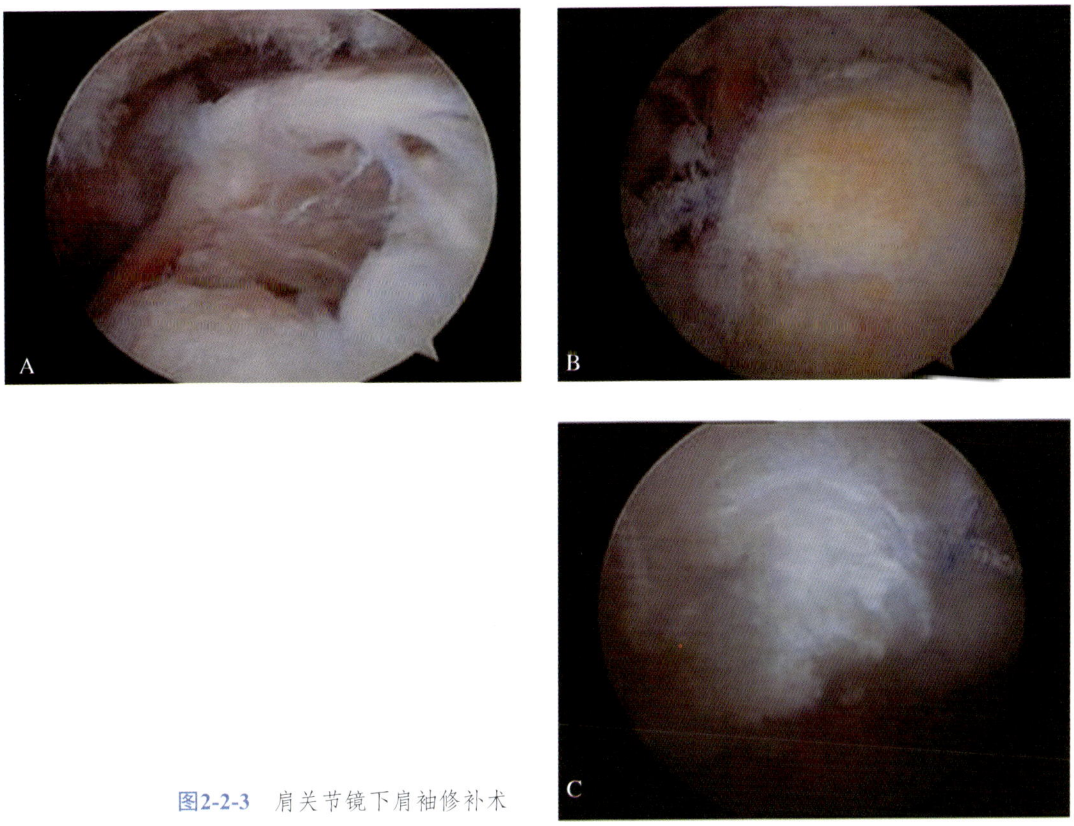

图2-2-3　肩关节镜下肩袖修补术

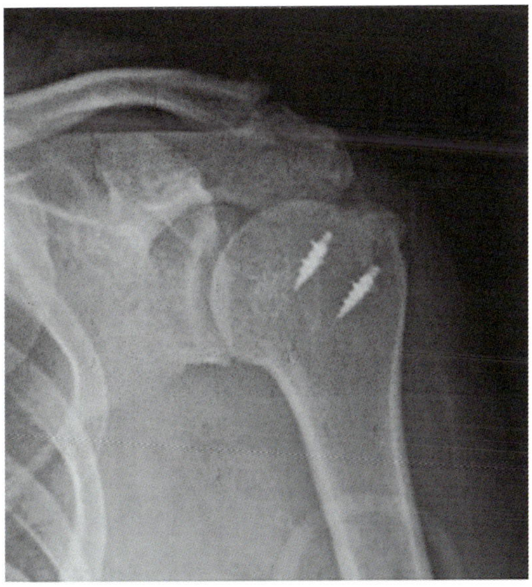

图2-2-4　术后复查肩关节正位片，可见内固定物位置良好

【病例2】

1．病史：患者男性，60岁，主因“右肩关节疼痛、活动受限1个月”入院。患者1个月前无明显诱因出现右肩关节疼痛及活动受限症状，疼痛程度较轻，未予口服止痛药物治疗。活动受限较为明显，自觉已影响日常生活。1个月来活动受限逐渐加重。既往患有糖尿病6年，口服降糖药物治疗，未定期监测血糖水平。无其他疾病史。

2．查体：右肩冈上肌较对侧轻度萎缩。肩关节活动度（主动）：前屈上举30°（右），170°（左）；体侧外旋20°（右），70°（左）；内旋T12水平（右），T7水平（左）。右侧被动活动度：前屈上举160°，体侧外旋40°，内旋T12水平。

3．专项查体：①Jobe征（+）；②Lag征（+）；③Belly-Press征（+）；④Lift-Off征（–）；⑤Neer征（–）；⑥Hawkin征（–）。

4．影像学诊断

（1）肩关节正位片可见肩峰下间隙明显减小，肱骨头相对肩盂出现上移（图2-2-5）。

（2）MRI斜冠状位片上可见巨大的冈上肌肌腱断裂，断端退缩明显（图2-2-6）。

5．诊断：巨大肩袖损伤（右）。

6．鉴别诊断：冻结肩。

7．治疗计划：肩关节镜下肩袖修补术。

术中探查可见冈上肌巨大的全层肌腱撕裂，肱骨头裸露明显（图2-2-7）。采用双排固定技术，内排和外排分别使用2枚缝合锚重建冈上肌肌腱止点（图2-2-7）。

术后复查肩关节正位片（图2-2-8），可见肩峰下间隙和盂肱关节位置关系较术前有所恢复，内排及外排锚钉位置良好。

【病例3】

1．病史：患者男性，54岁，主因“摔伤后右肩关节疼痛、活动受限2个月”入院。患者2个月前摔伤后出现右肩关节疼痛及活动受限症状。疼痛程度较重，常影响睡眠；活动受限以上举时最为明显，影响日常生活。伤后未予特殊治疗，2个月来疼痛及活动受限症状无明显改善。既往体健，无其他疾病史。

2．查体：右肩冈上肌较对侧明显萎缩，右侧大结节轻度压痛。

肩关节活动度（主动）：前屈上举70°（右），170°（左）；体侧外旋60°（右），60°（左）；内旋L5水平（右），T7水平（左）。右侧被动活动度：前屈上举160°，体侧外旋60°，内旋L5水平。

3．专项查体：①Jobe征（+）；②Lag征（–）；③Belly-Press征（–）；④Lift-Off征（–）；⑤Neer征（+）；⑥Hawkin征（+）。

4．影像学诊断

（1）肩关节正位片可见肩峰外缘增生、骨赘形成（图2-2-9）。

（2）MRI斜冠状位片可见巨大的冈上肌肌腱断裂，断端退缩（图2-2-10）。

5．诊断：右肩关节肩袖损伤
右肩关节肩峰撞击综合征

6．鉴别诊断：冻结肩。

7．治疗计划：肩关节镜下肩峰成形、肩袖修补术。

术中探查可见冈上肌巨大的肌腱撕裂（图2-2-11）。首先行肩峰成形术，然后采用缝线桥技术重建冈上肌肌腱止点（图2-2-11），其中内排使用金属缝合锚，外排使用push-lock挤压钉。

术后复查肩关节正位片（图2-2-12），可见肩峰外缘已打磨光滑，内排锚钉位置良好，外排挤压钉不显影。

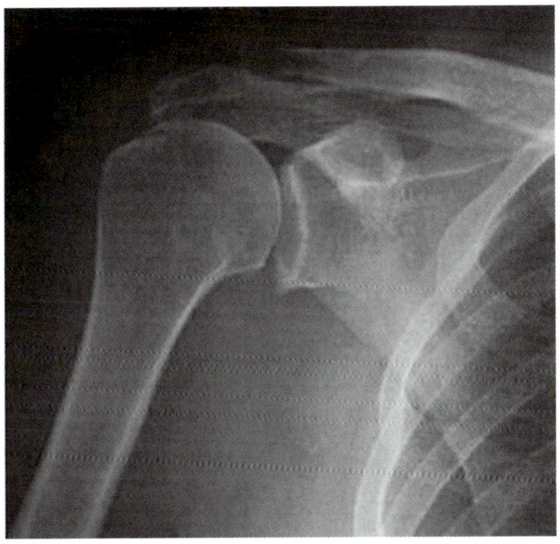

图2-2-5　肩关节正位片，可见肩峰下间隙明显减小，肱骨头相对肩盂出现上移

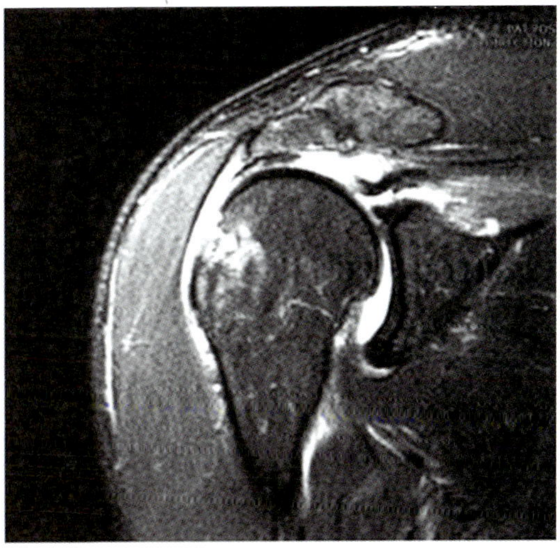

图2-2-6　MRI斜冠状位片，可见巨大的冈上肌肌腱断裂，断端退缩明显

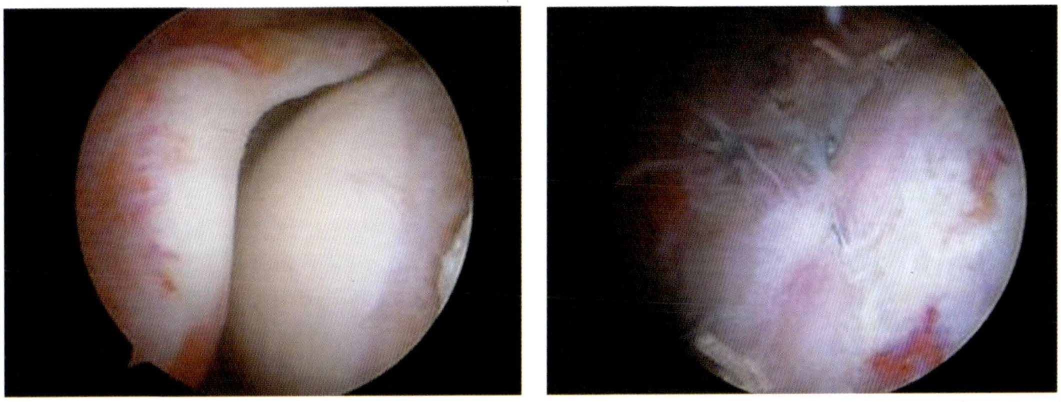

图2-2-7　在全身麻醉下行肩关节镜下肩袖修补术。上图左：冈上肌全层撕裂，肱骨头裸露。上图右：重建冈上肌肌腱止点

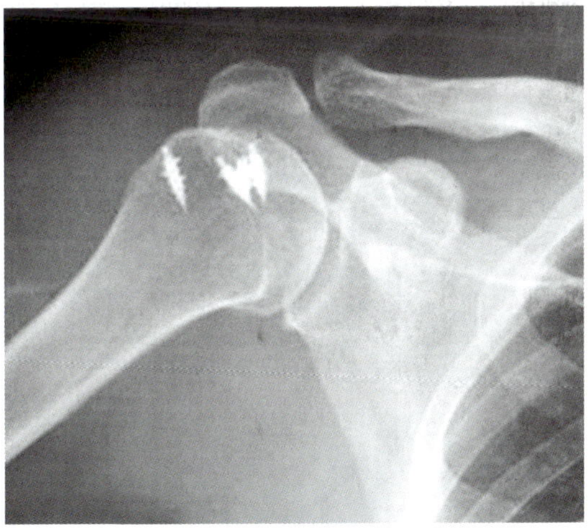

图2-2-8　术后复查肩关节正位片，可见肩峰下间隙和盂肱关节位置关系较术前有所恢复，内排及外排锚钉位置良好

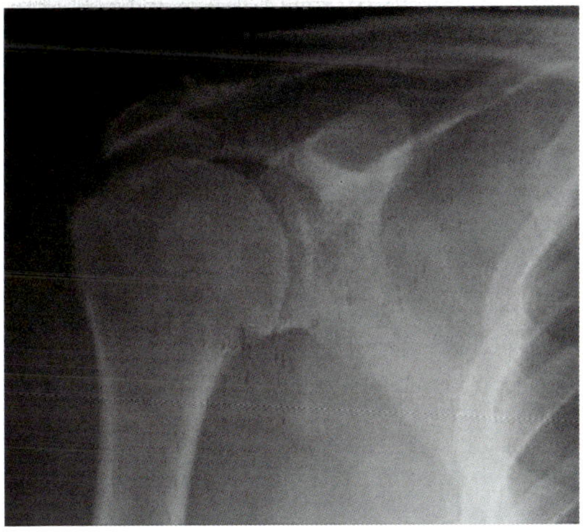

图2-2-9　肩关节正位片，可见肩峰外缘增生、骨赘形成

专家点评

撞击综合征是指任何原因所造成的致使肩袖肌肉所在间隙变狭窄的情况，病因包括骨刺形成、肩袖损伤及肌腱钙化等。当外伤导致肩袖损伤或肩袖退行性变时，肌腱水肿并呈炎性改变，甚至可能断裂，从而导致肩关节疼痛、力弱以及活动受限。对早期的部分肩袖撕裂，可采取保守治疗。保守治疗无效者及症状明显的全层肩袖撕裂则应考虑手术治疗。手术方法主要包括肩峰成形和肩袖修补。针对撞击综合征需行肩峰下减压术，但需要注意，如同时合并难以修复的巨大肩袖损伤，不宜行肩峰成形处理。对部分撕裂者，可行肩袖清创术或部分撕裂修补术；对全层撕裂者，应先对断腱游离缘进行清创及新鲜化处理，然后打磨肌腱附着点，并根据撕裂大小选择适当数量的锚钉进行固定。肩袖修补术主要包括单排固定与双排固定两大类，而后者又可分为传统的双排固定技术与缝线桥技术。双排固定技术可以更好地重建肩袖组织止点处的“足迹”结构，其中缝线桥技术可以进一步增加腱骨接触面积，有利于局部组织的愈合。

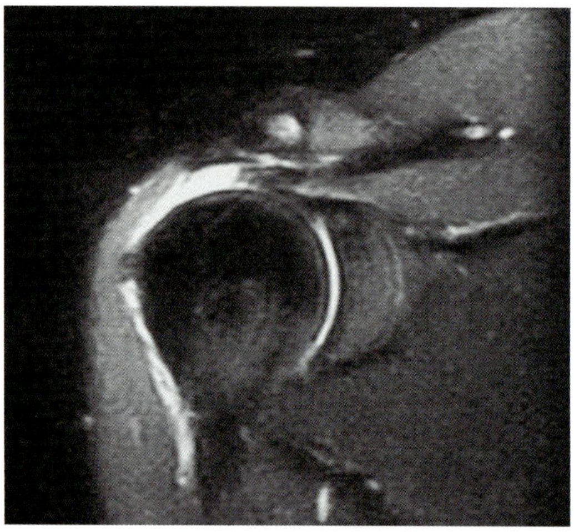

图2-2-10　MRI斜冠状位片上可见巨大的冈上肌肌腱断裂，断端退缩

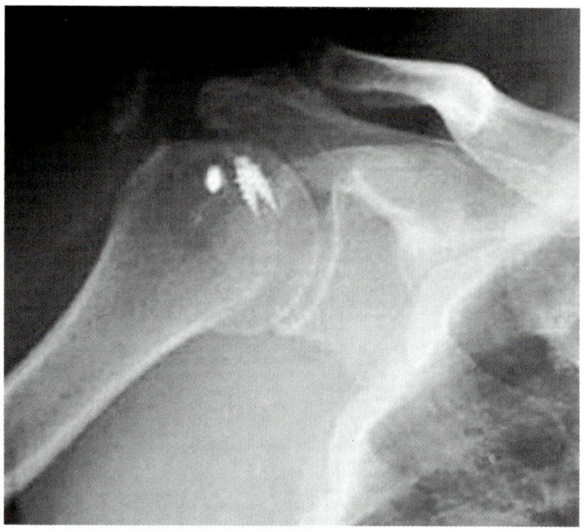

图2-2-12　术后复查肩关节正位片，可见肩峰外缘已打磨光滑，内排锚钉位置良好，外排挤压钉不显影

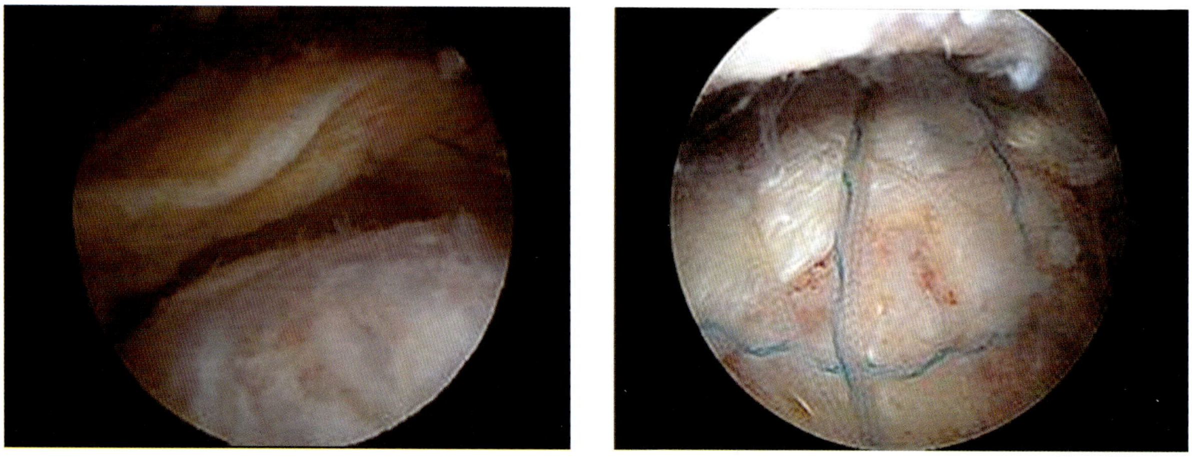

图2-2-11　全身麻醉下行肩关节镜下肩峰成形术、肩袖修补术。上图左：冈上肌巨大肌腱撕裂；上图右：冈上肌肌腱止点重建

第三章 肘关节损伤

第一节 “网球肘”——肱骨外上髁炎

【病例1】

1．病史：患者中年女性，43岁，纺织工人，无明显诱因右肘关节外侧反复疼痛[视觉模拟评分法（VAS）评分=5]，于握拳、伸腕等活动后加重，休息后缓解，无活动受限。半年内6次进行激素局部封闭治疗，除第一次治疗后症状缓解3个月外，其余治疗均无明显效果，症状进行性加重，就诊时出现肘关节静息痛。

“网球肘”是指以肘关节外侧疼痛为主要表现的临床疾患，主要病因与过度的伸腕、伸指及前臂旋后运动有直接关系。主要病变发生在桡侧伸腕短肌腱的起点周围，病变的肌腱呈暗灰色，水肿、质脆，类似于硬化的肉芽组织，显微镜下观察可见肉芽组织样血管及纤维增生取代排列整齐的正常腱性纤维（图3-1-1）。临床上常隐袭起病，表现为外侧肘关节痛，腕关节背伸可诱发疼痛。网球肘的发病年龄范围可以从12岁至80岁，平均42岁，男女相同。

2．临床检查：表现为桡侧伸腕短肌腱起点处的压痛，伸肘位前臂旋前、腕关节抗阻背伸时可诱发疼痛，伸肘位腕关节做最大程度掌屈时亦可诱发疼痛；慢性病程可出现轻度的肘关节屈曲挛缩（小于20°）（图3-1-2）。影像学所见如图3-1-3至图3-1-5所示。

90%的网球肘患者经过系统规范的非手术治疗可以痊愈。手术治疗的适应证包括：保守治疗6个月无效；多次激素注射症状无缓解；持续痛、静息痛，严重影响日常生活；合并关节内的嵌顿游离体；保守治疗可能会中断工作及体育运动。

关节镜手术遵从的步骤与传统切开手术一致，包括显露、辨别及切除病变组织（通常为桡侧伸腕短肌腱起点的部分），骨皮质钻孔促进愈合（图3-1-6、图3-1-7）。

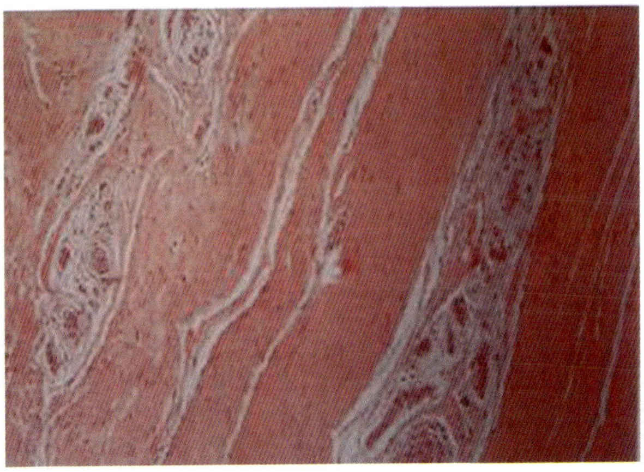

图3-1-1 网球肘镜下改变

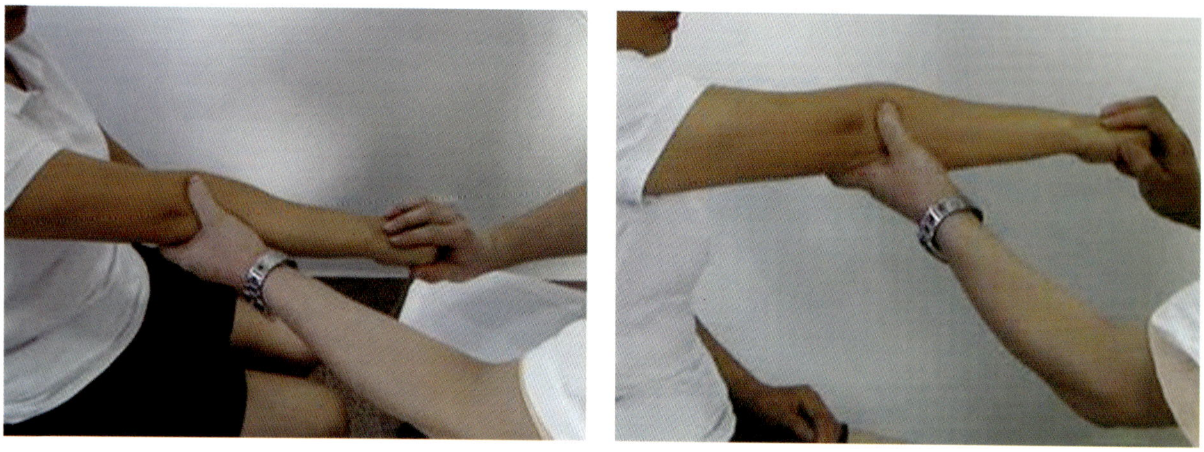

图3-1-2 网球肘查体

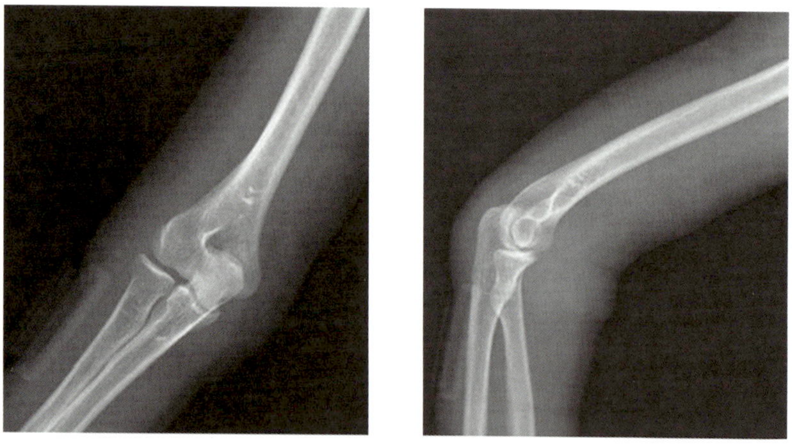

图3-1-3 X线平片常无异常表现

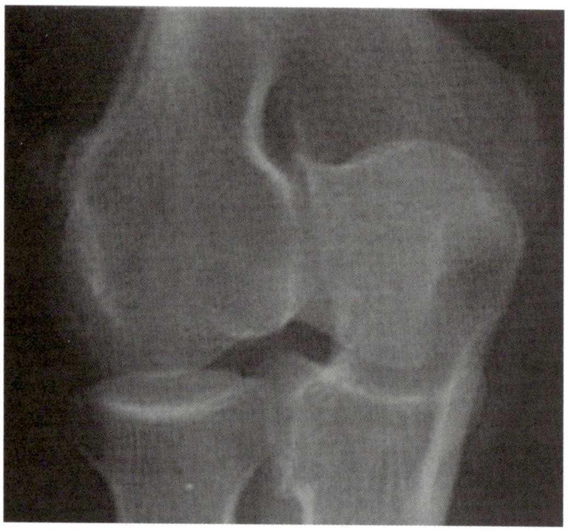

图3-1-4 个别患者可见外上髁钙化，但与预后无关

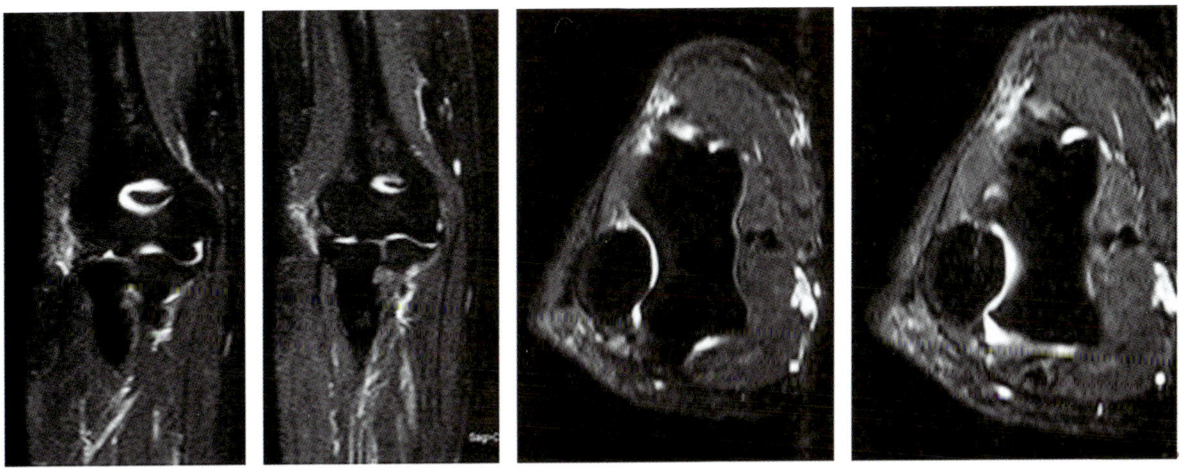

图3-1-5　MRI在冠状位及横断位的T2像上可以发现外上髁伸肌起点附近异常的高信号区，肌腱纤维走行紊乱

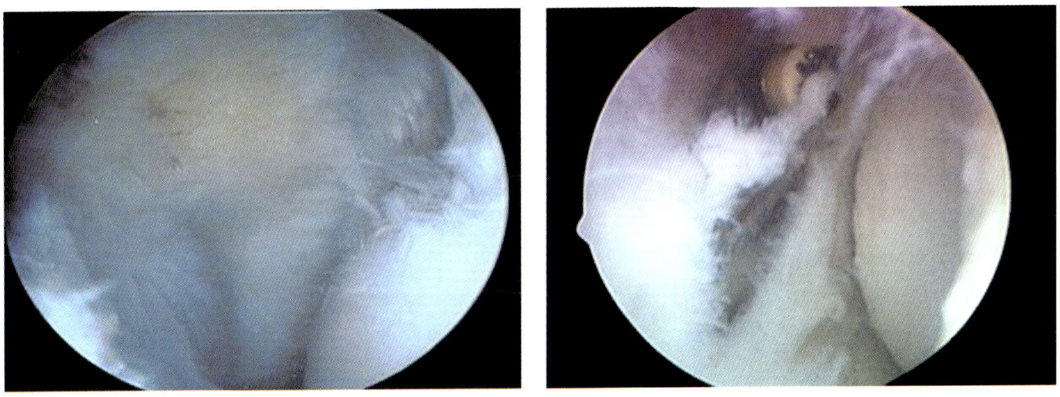

图3-1-6　镜下可见外侧关节囊以及桡侧伸腕短肌腱，建立近端外侧入路作为工作通道，以刨刀或射频消融刀头去除病变肌腱及撕裂关节囊

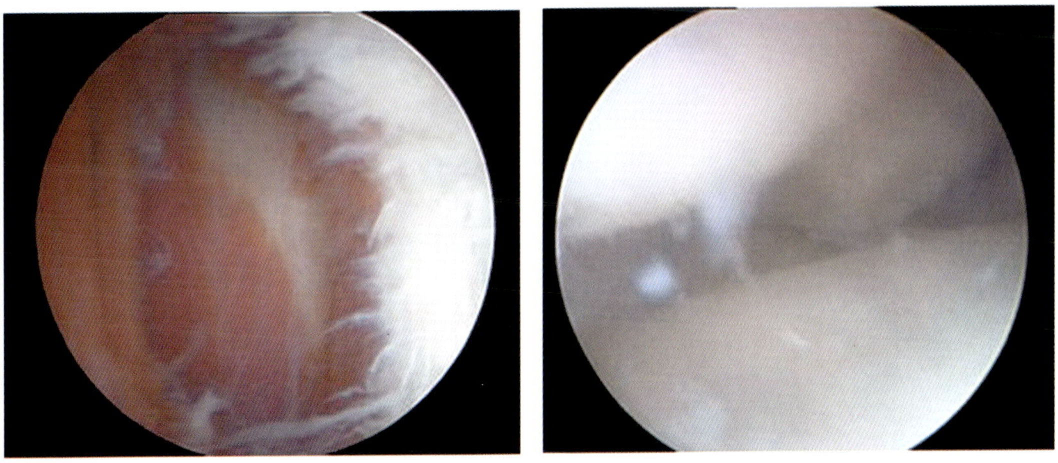

图3-1-7　显露出桡侧伸腕长肌腱；刮匙或刨刀去除外上髁皮质；通过外侧通道和后外侧通道观察肱桡关节的后方，因为这一区域经常存在退变，需要行滑膜清理

通过近端内侧入路作为观察通道，镜下可见外侧关节囊以及桡侧伸腕短肌腱。建立近端外侧入路作为工作通道，以刨刀或射频消融刀头去除病变肌腱及撕裂关节囊，直至显露出桡侧伸腕长肌腱。刮匙或刨刀去除外上髁皮质。通过外侧通道和后外侧通道观察肱桡关节的后方，因为这一区域经常存在退变，需要行滑膜清理。

专家点评

“网球肘”又称为肱骨外上髁炎，但实际上该病患者多非网球运动员，而更多的与涉及伸腕、伸指及前臂旋后动作的职业有关。其病理改变也非炎症反应，而更倾向于血管纤维增生、肌腱退变。主要病变发生在桡侧伸腕短肌腱的起点周围，常隐袭起病，表现为外侧肘关节痛。临床检查表现为桡侧伸腕短肌腱起点处的压痛，伸肘位前臂旋前腕关节抗阻背伸时可诱发疼痛，伸肘位腕关节做最大程度掌屈时亦可诱发疼痛。经过6个月保守治疗无效时需手术治疗。关节镜手术包括两个主要步骤。前室内需对病变肌腱清晰显露，彻底切除，注意保留环状韧带以防止桡侧伸腕短肌过度回缩，可以在骨皮质上钻孔以促进愈合。后室的操作主要是清理肱桡关节的增生滑膜及皱襞后方（多数网球肘患者均存在），这是关节镜区别于传统手术的最大优势。

第二节 肱骨小头剥脱性骨软骨炎

【病例1】

1．病史：患者男性，16岁，6个月前无明显诱因出现右肘关节疼痛，有时关节肿胀，经休息及药物等保守治疗无明显好转，疼痛持续，并出现交锁、摩擦感，活动后加重，休息后减轻。肘关节伸直轻度受限（图3-2-1）。

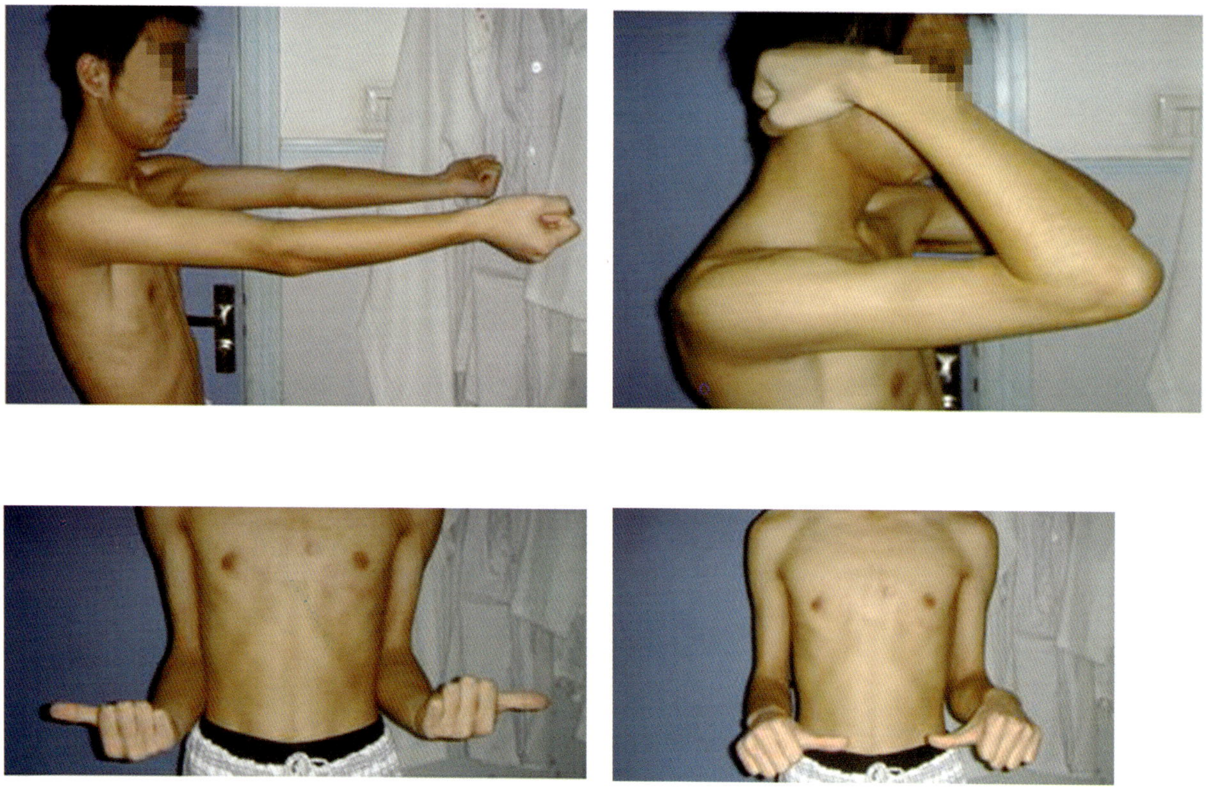

图3-2-1 剥脱性骨软骨炎患者体位像

剥脱性骨软骨炎（OCD）多以疼痛不适为主诉，运动员多见，肘关节外侧为主要疼痛区域。活动受限多以不能完全伸直为主，通常伸直受限不会超过15°~20°，屈曲及旋转范围大多正常。

X线片可见肱骨小头外形不规则，乳浊样改变，边缘硬化，严重者出现火山口样缺损区及游离体。X线正位片通常可显示病灶的边界及深度，晚期可出现桡骨头骨骺肥大、桡骨头扁平、游离体形成（图3-2-2）。借助CT可很好地判断病损的真正范围以及游离体的数量、位置（图3-2-3）。MRI可准确判断骨软骨炎的破坏范围以及关节面的损伤情况（图3-2-4）。

OCD早期可保守治疗，如无明显效果或已出现机械卡压症状时可手术治疗。关节镜是治疗OCD的“金标准”。基本操作包括关节面清创、滑膜清理、游离体取出、损伤部位钻孔、微骨折术等（图3-2-5至图3-2-8）。

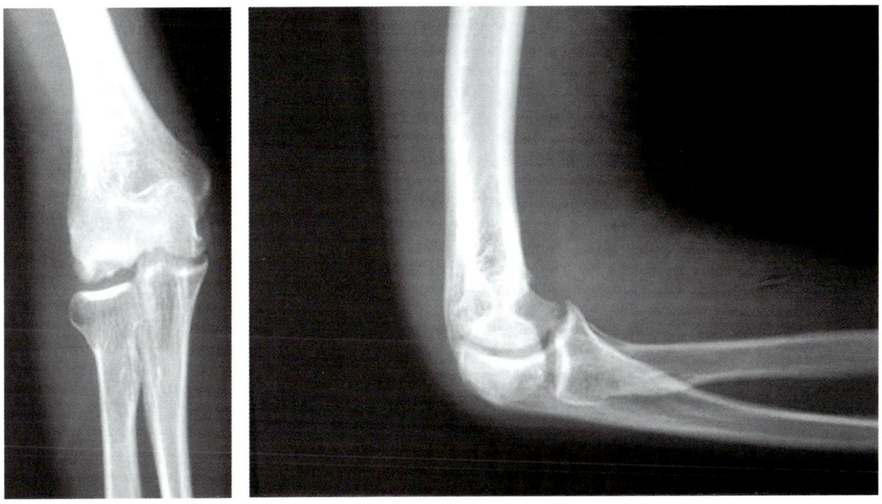

图3-2-2 X线表现

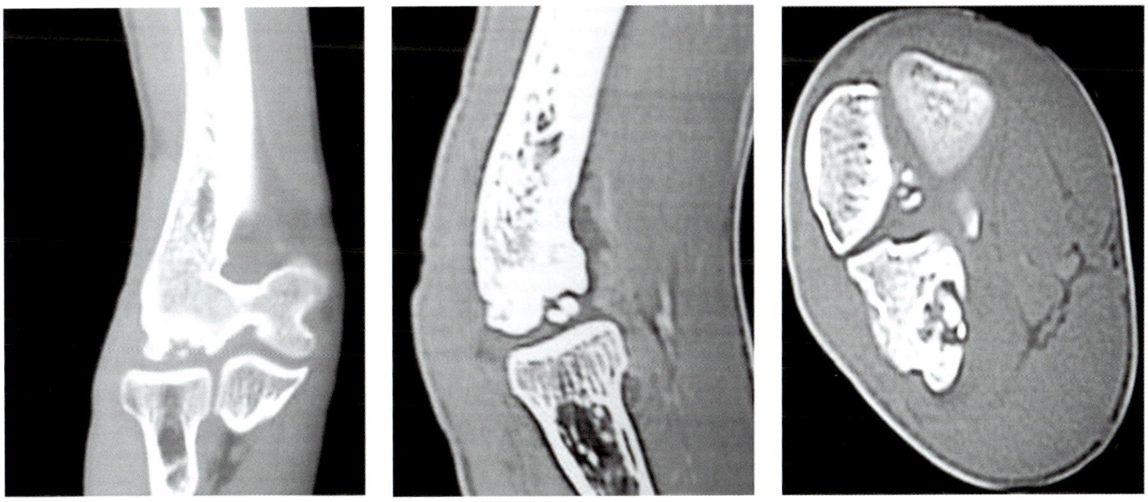

图3-2-3 CT 示关节内游离体

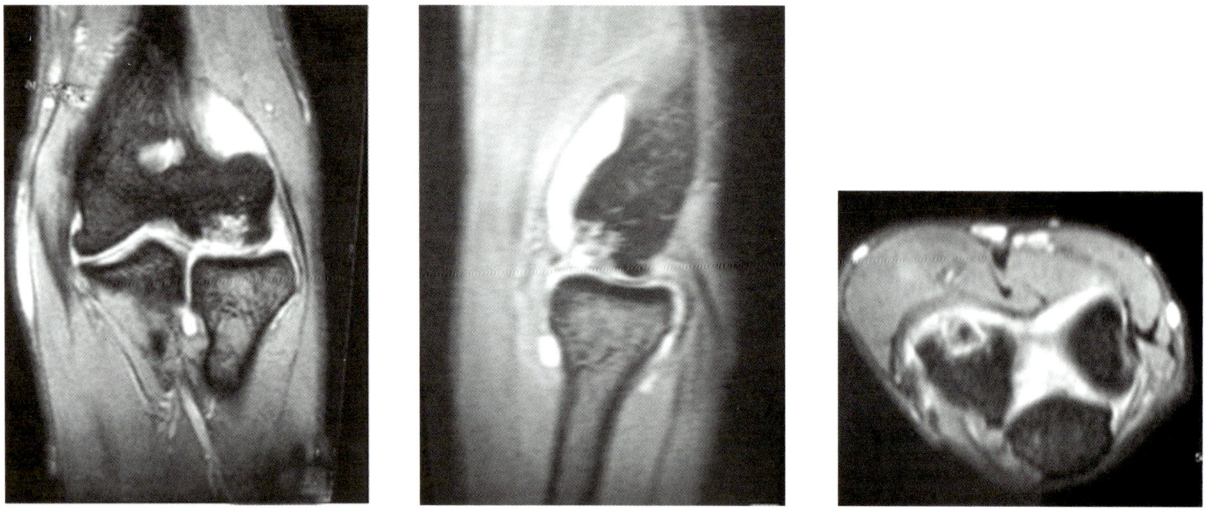

图3-2-4 MRI表现

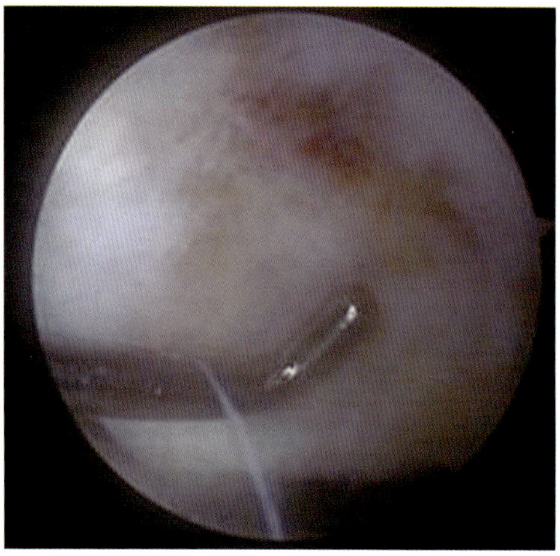

图3-2-5 镜下可见肱骨小头关节面软骨缺损、软骨下骨外露

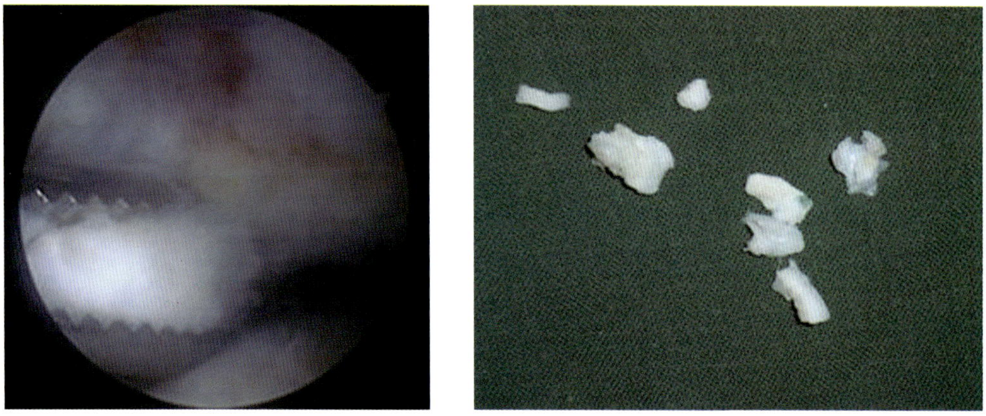

图3-2-6 清创后取出关节内游离体。OCD患者中，约30%游离体在术前的X线片上不会清楚显影，因此在术中应广泛探查前、后室，尤其是各个隐窝

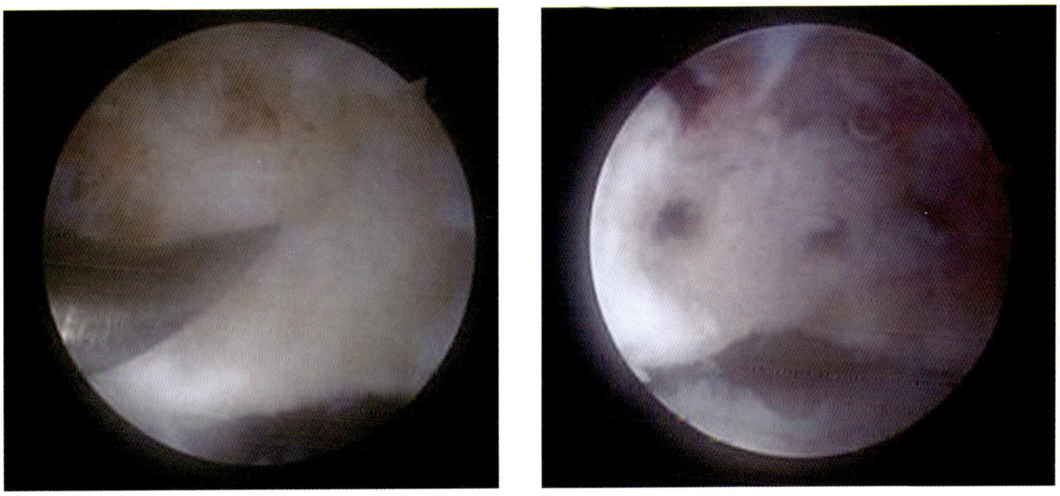

图3-2-7　对损伤部位清创后显露出正常边界，微骨折处理损伤部位以刺激软骨进一步生长

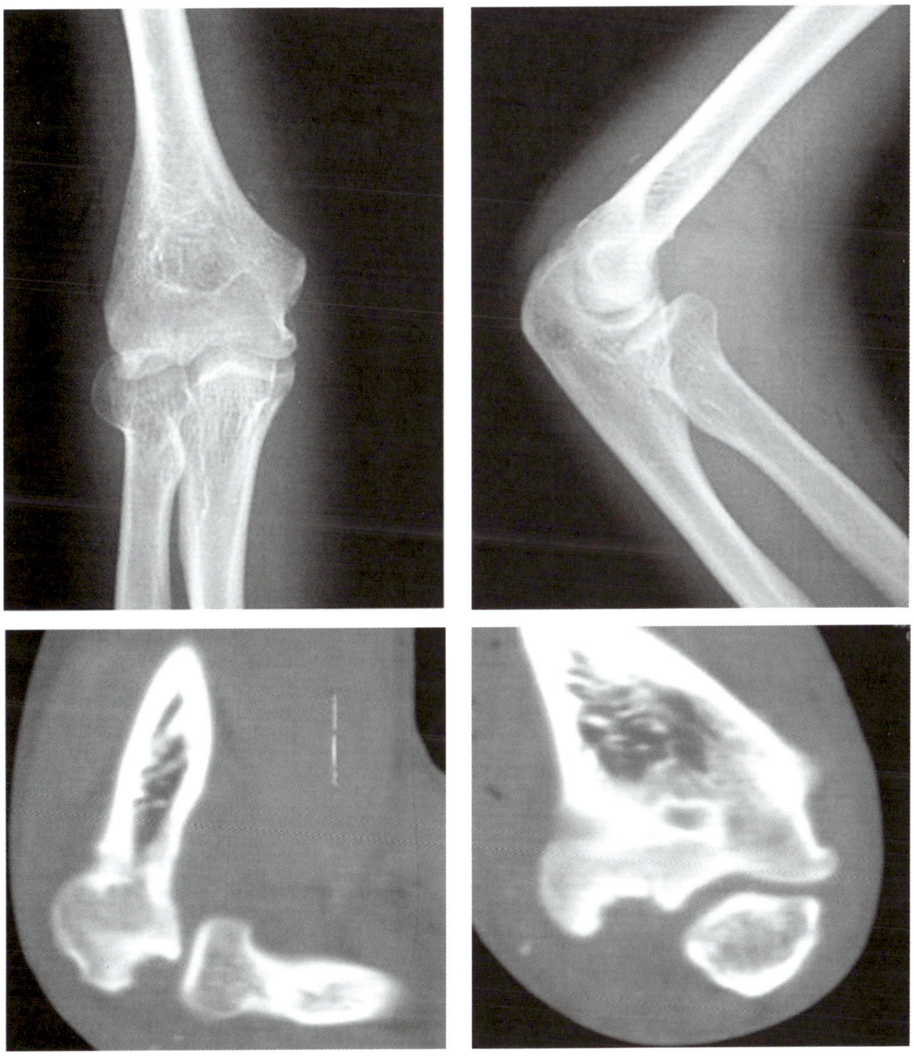

图3-2-8　术后影像学检查证实手术处理的范围、游离体无存留

专家点评

肘关节剥脱性骨软骨炎发病年龄在12岁以上，以青少年运动员多见，病灶常累及主力侧的肱骨小头。常见症状为肿胀、疼痛、进行性的屈曲畸形（小于20°）。致伤原因与局部反复的微小创伤和血供不足有关。如保守治疗效果不佳或已出现机械卡压症状，可进行关节镜手术治疗，包括游离体取出、病灶清理、处理不稳定的软骨边缘、软骨下骨钻孔、滑膜切除、对伴有屈曲畸形者进行前关节囊松解等，治疗效果较为肯定。其他方法包括马赛克成形术、加压螺丝钉固定游离骨块、自体或异体骨软骨移植等，虽然短期疗效与常规治疗方法效果近似，但缺乏长期的疗效观察。总的来说，OCD的治疗效果更大程度上取决于病损程度而非治疗方式。

第三节　肘关节创伤性关节炎

【病例1】

1．病史：患者男性，44岁，8年前右肘外伤，未予治疗，3年前无明显诱因出现肘关节伸屈、旋转受限，极度伸屈活动时出现关节疼痛（VAS=4），时有交锁、卡压，活动时有摩擦感。症状进行性加重，影响日常生活（图3-3-1）。

肘关节创伤性关节炎是一类常见疾病，常因患者原始损伤未得到及时正确治疗所致。临床表现为肘关节屈伸活动受限，可合并不同程度旋转受限。如患者存在交锁、卡压症状，提示关节内存在游离体。患者在肘关节达到最大活动角度时可出现疼痛。

常规X线片可发现原始损伤及肱尺、肱桡及上尺桡三个关节的变形情况，尤其是前方冠状突-冠状突窝、后方鹰嘴-鹰嘴窝是否存在骨性增生（图3-3-2）。

由于X线片所示的游离体往往少于实际数量，借助CT可准确判断游离体的位置与数量，尤其是位于各个隐窝内的游离体（图3-3-3）。三维重建CT可为术者提供更进一步的信息，包括后方鹰嘴与鹰嘴窝增生情况，这一点对于后室的清理尤为重要，建议有条件的单位常规应用（图3-3-4）。

创伤性关节炎通常发展时间较长，因此如果出现关节交锁与卡压，非手术治疗往往无效。故当患者存在临床症状影响生活时即应该手术治疗，以避免骨性结构进一步受到破坏（图3-3-5至图3-3-7）。

专家点评

肘关节创伤性关节炎继发于创伤之后，通常由于在原始损伤之后未得到有效治疗所致。患者会不同程度地出现伸屈、旋转受限，一旦存在交锁与卡压症状，说明关节内出现游离体，此时患者就诊的愿望常较强烈。对此类患者进行关节镜检查会发现在肱桡、肱尺以及上尺桡等关节面部位出现不同程度的骨性破坏，大多涉及肱骨小头。因此手术治疗绝不仅仅是取出游离体，而应进行各受损关节的清创、滑膜清理、骨赘切除、前后关节囊的切除及松解关节粘连。另一方面，虽然关节镜技术对患者的损伤较小，可彻底检查并处理整个肘关节，但如患者存在较为严重的骨性畸形或异位骨化，甚至关节融合，则很难通过关节镜进行治疗。因此，严格掌握适应证是治疗此类疾病的关键。

如图3-3-8所示，此患者既往外伤后未得到正确处理，导致肱尺、肱桡关节严重破坏，且桡骨头持续存在脱位，如单纯进行关节镜手术，除局部清创外很难进行任何明显改善症状的操作，因此仍以切开进行关节成形术更适宜。

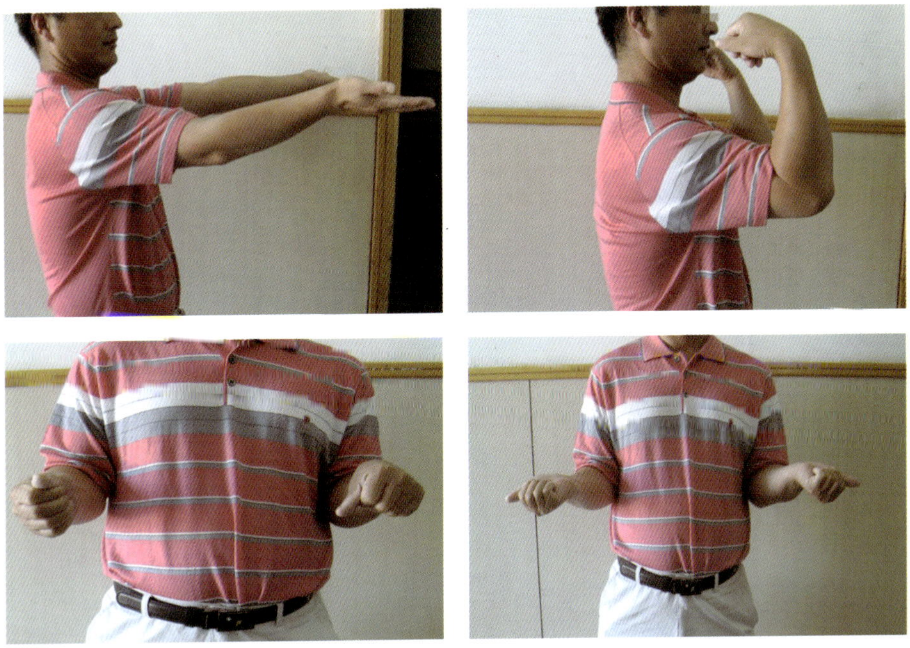

图3-3-1　患者体位像

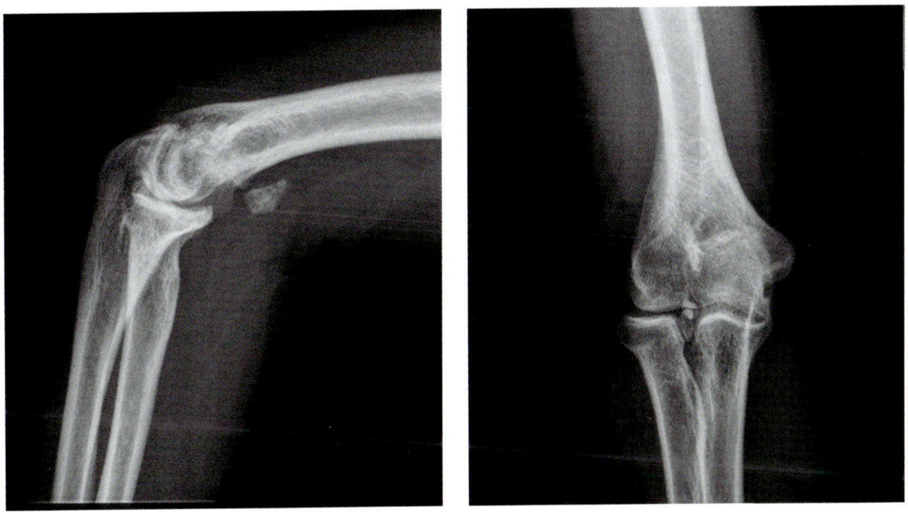

图3-3-2　X线片所见

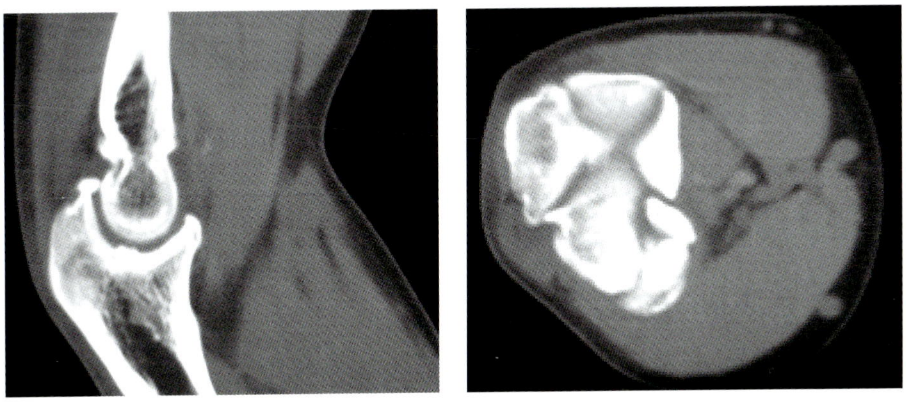

图3-3-3　CT所见

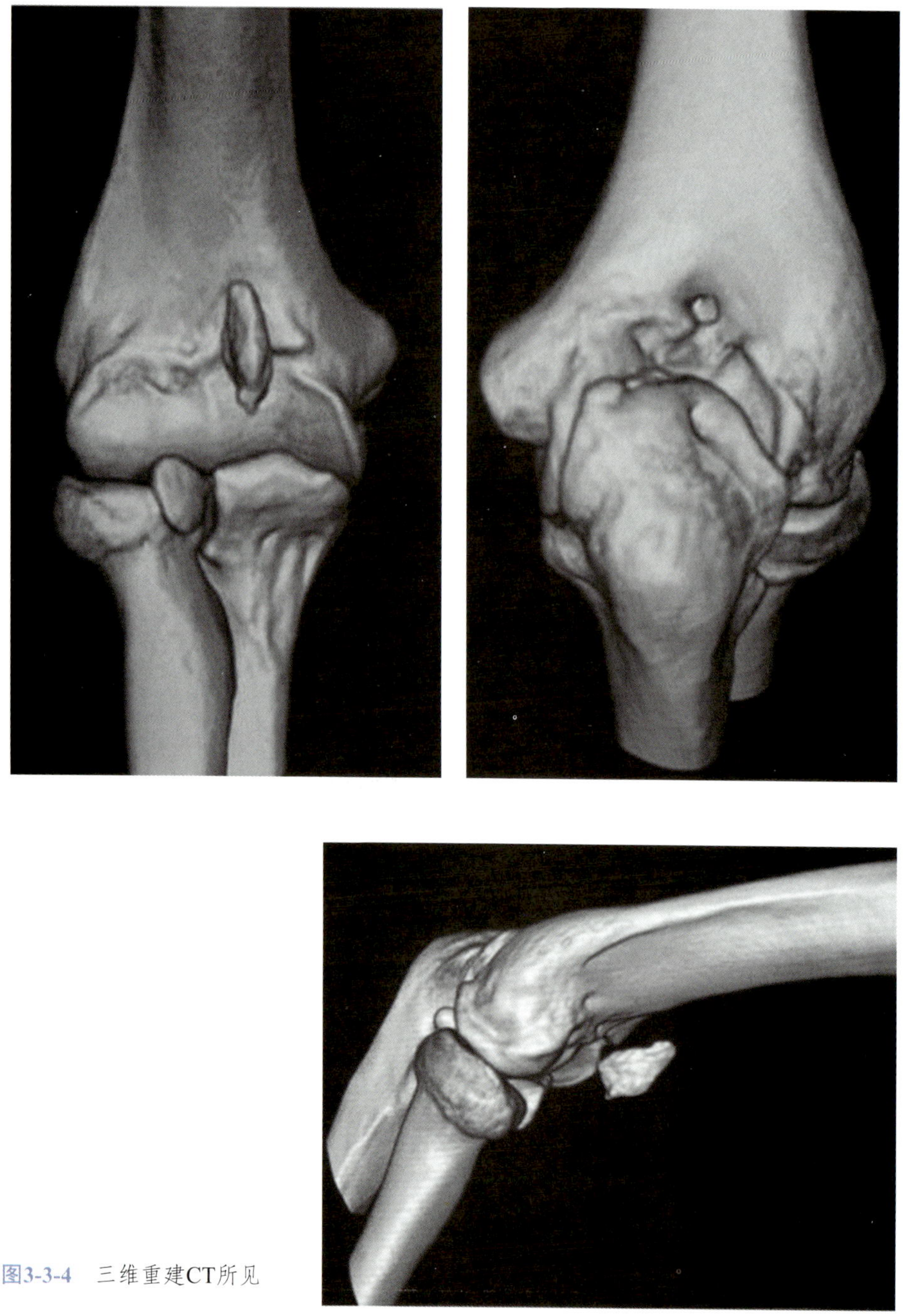

图3-3-4 三维重建CT所见

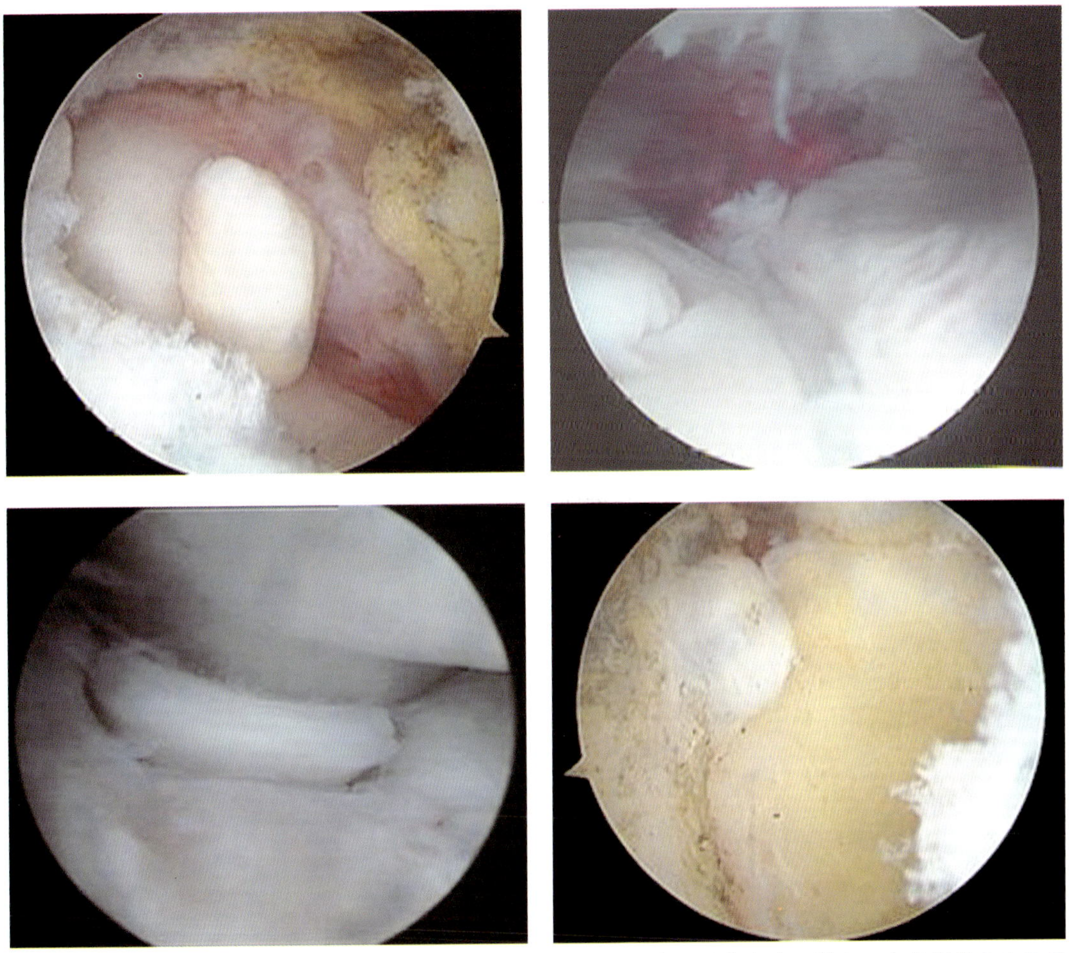

图3-3-5 关节镜下可见关节面的骨性破坏，这种破坏可广泛分布于肱骨小头、滑车、上尺桡等各个关节面，以及后方鹰嘴的骨性增生

图3-3-6 对于关节外的游离体，如能确定不会向关节内转移，可不予处理，以避免对正常的肌肉组织造成破坏

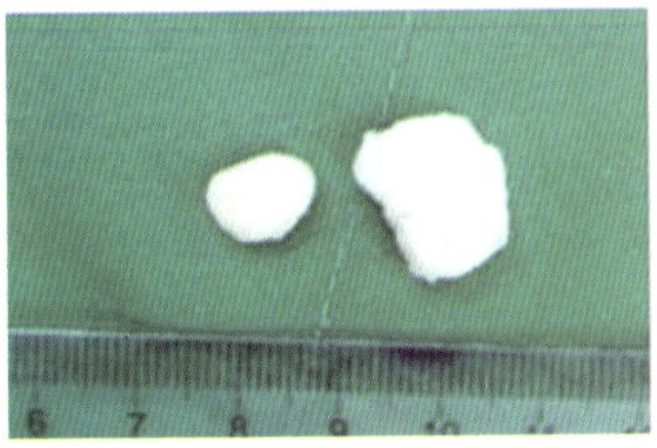

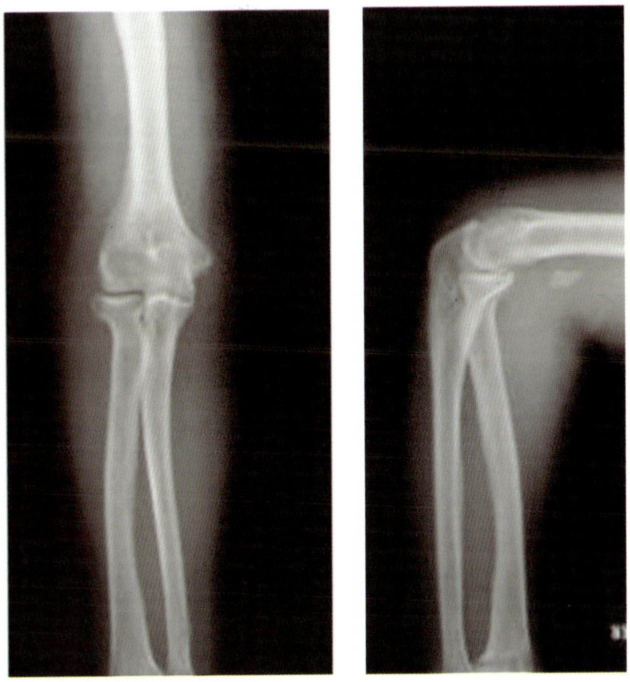

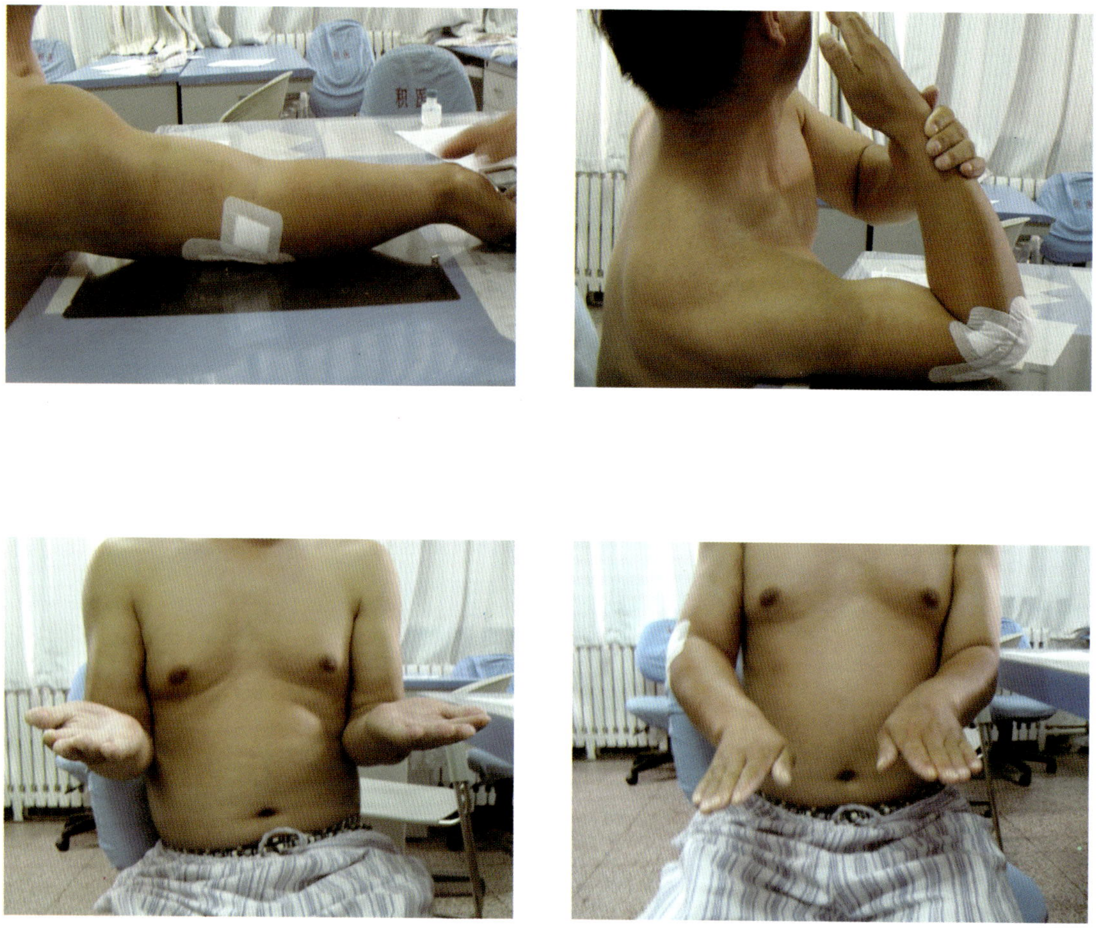

图3-3-7 术后第四天体位像

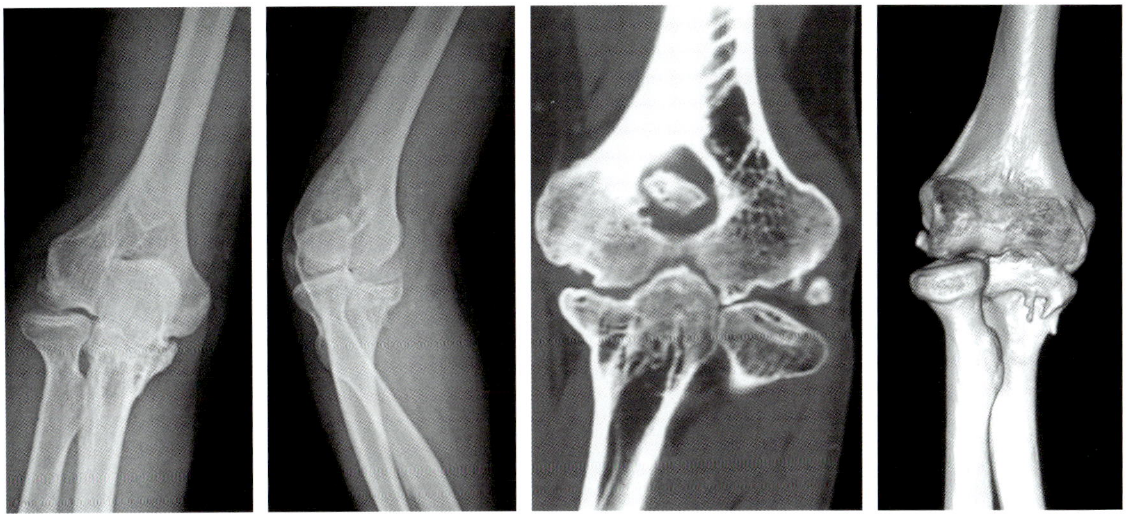

图3-3-8　关节严重变形，不适宜关节镜处理的病例

第四节　肘关节骨性关节炎

【病例1】

1．病史：患者男性，56岁，农民，长期从事重体力劳动。5年前开始出现肘关节不能伸直，未予重视。近半年活动时疼痛（VAS=3），伸屈活动受限进一步加重。否认既往外伤史，无痛风、风湿、类风湿疾病。查体未发现尺神经症状（图3-4-1）。

骨性关节炎为慢性病程，常因长期反复的微小创伤造成肘关节面局部骨-软骨损伤，这种损伤未能在一定时间内获得愈合而再次经历创伤破坏，导致关节出现不可逆的退变。由于病程较长且逐渐发展，因此患者主观疼痛评分较低。大多数骨性关节炎患者的活动受限集中在伸屈障碍方面，而旋转通常没有明显障碍，这是与创伤性关节炎的一个差异。

X线片可见肱尺、肱桡关节均存在不同程度的骨赘增生。鹰嘴存在骨赘的患者，伸肘撞击试验阳性。其整体表现与创伤性关节炎并无区别（图3-4-2）。多平面CT可清晰地显示尺骨鹰嘴的骨性增生、鹰嘴窝部位的相应改变、冠状突尖端骨性增生及冠状突窝相应的改变等。骨关节炎患者关节内的游离体多从这两个部位衍生而来（图3-4-3、图3-4-4）。

骨关节炎患者的关节间隙较正常关节间隙明显减小。有解剖学研究证实正常肘关节容量为30ml左右，而骨关节炎患者的关节容量仅为10~15ml。由于其容量减小，造成关节镜手术相对较为困难，神经损伤（桡神经）风险较高（图3-4-5至图3-4-10）。

专家点评

肘关节骨性关节炎是一类常见疾病，好发于中老年人，既往有长期重体力劳动史。关节长时间的磨损导致关节活动受限，伴随程度不同的疼痛（常不严重，VAS小于5）。但由于伸屈受限，会影响日常生活。影像学检查可发现关节部位（鹰嘴-鹰嘴窝、冠状突-冠状突窝最常涉及）骨赘增生。非手术治疗对此类患者往往效果不佳，需要手术进行松解及减缓疼痛。关节镜手术可以从不同角度及位置对骨赘进行切除，同时清理增生滑膜，松解挛缩关节囊，效果较为可靠。但对关节间隙过于狭窄的患者应予高度注意，因其操作空间狭小，会给手术增加很大难度，神经损伤的风险也会相应加大。对术前没有神经症状的患者，不必常规松解尺神经；术前已出现神经症状的患者，应考虑在术中进行神经松解。

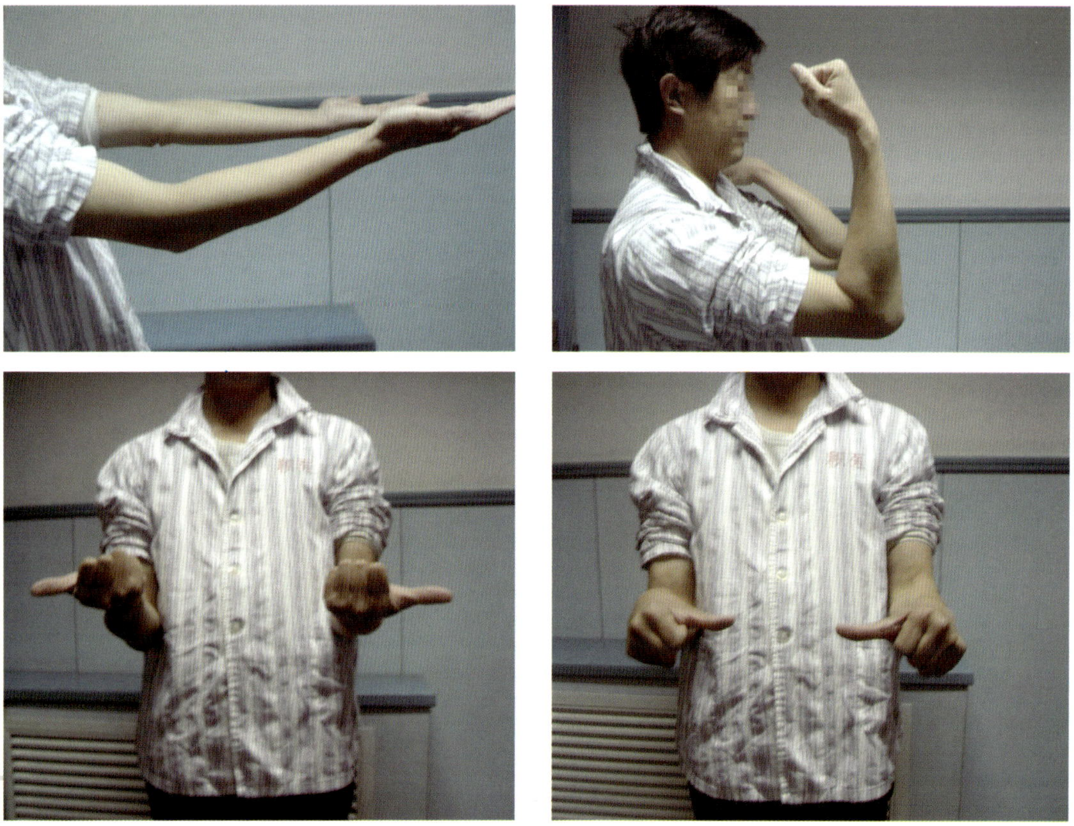

图3-4-1 体位像

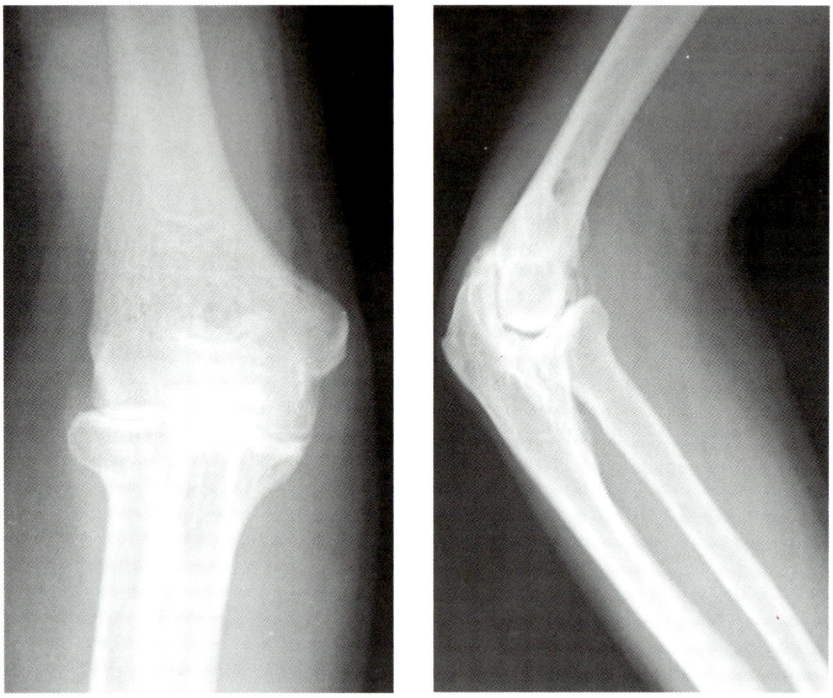

图3-4-2 X线片表现

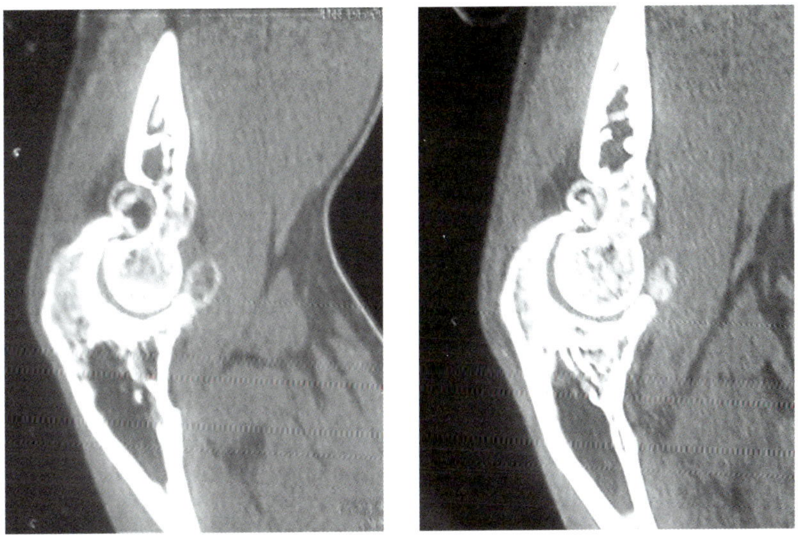

图3-4-3　CT表现（矢状面）

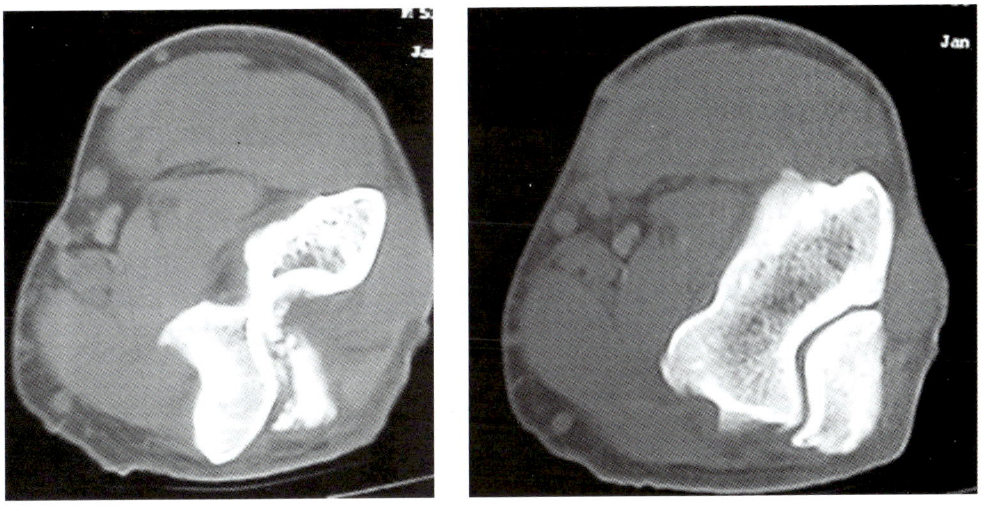

图3-4-4　CT表现（横断面）

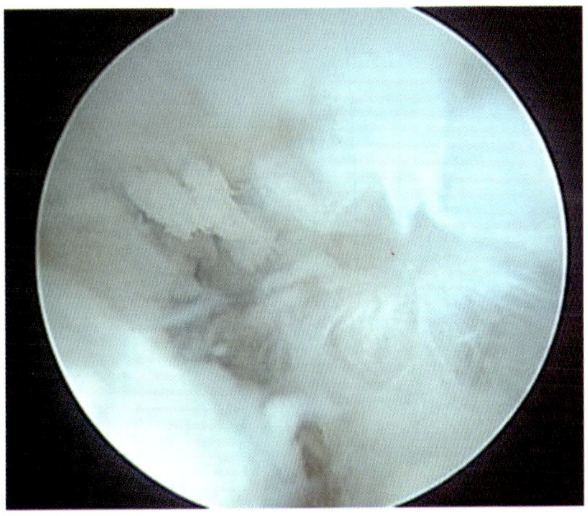

图3-4-5　关节镜下可见大量滑膜增生及滑膜皱襞形成

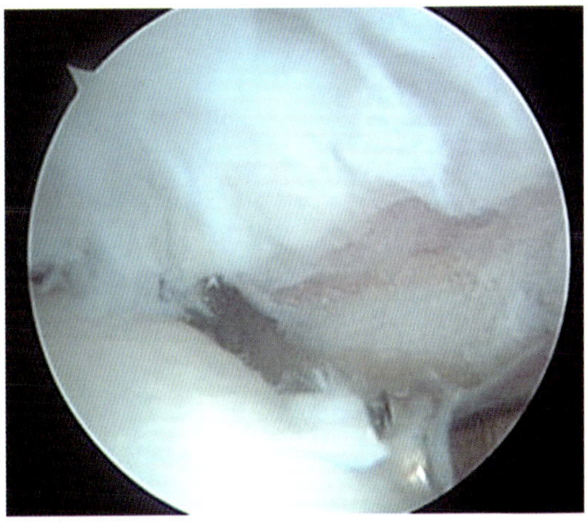

图3-4-6　关节镜下可见骨-软骨破坏

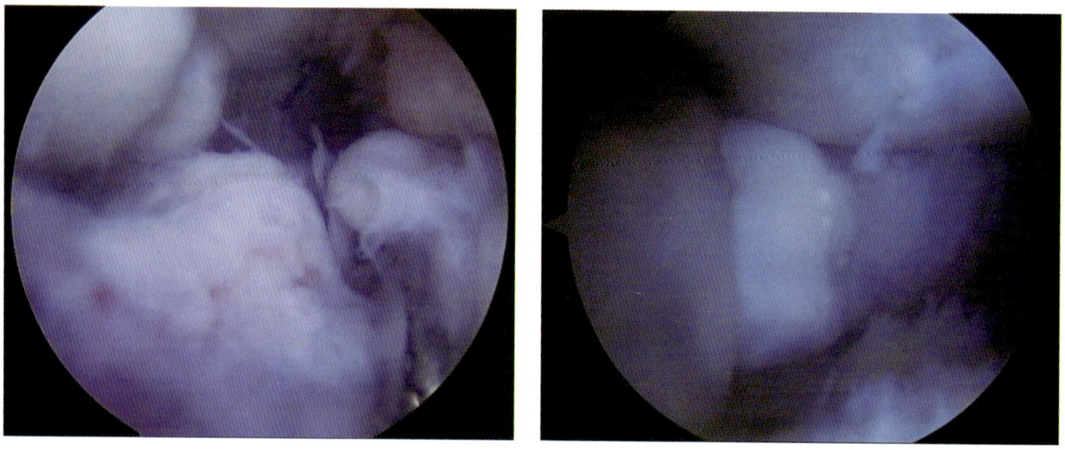

图3-4-7 碎裂的骨可形成游离体，位于各腔隙或隐窝内，甚至可位于上尺桡关节，因此需注意寻找

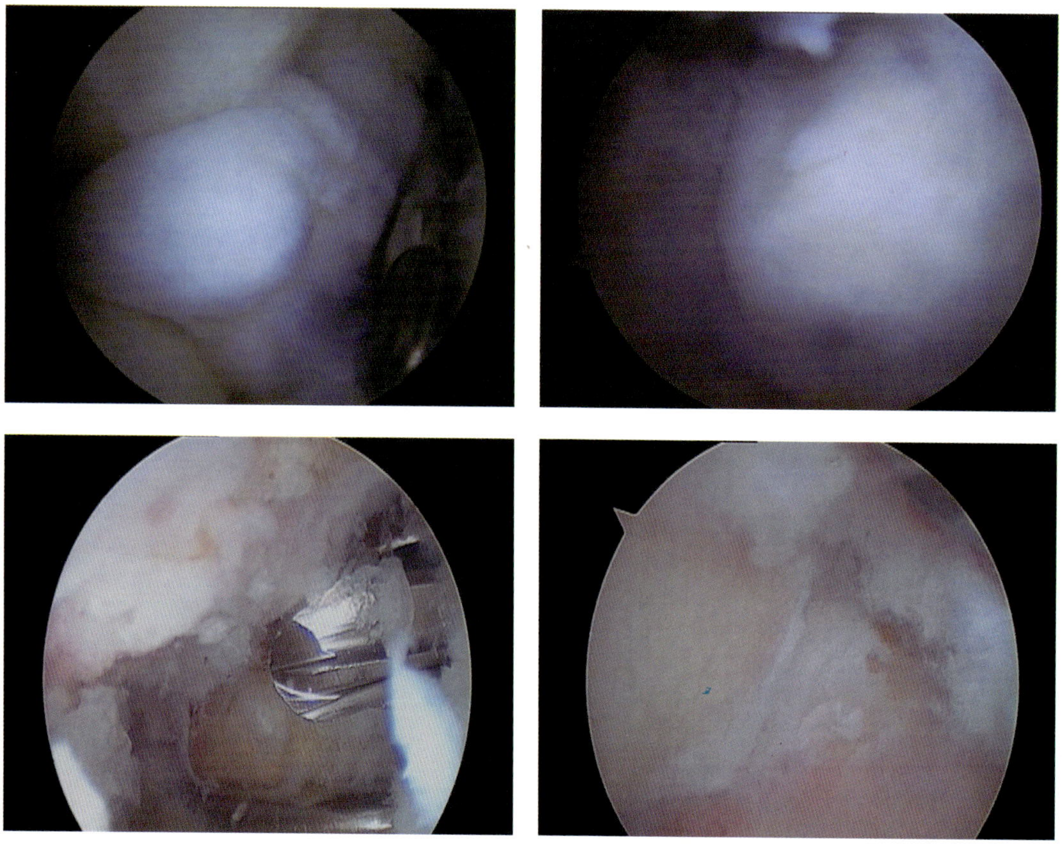

图3-4-8 冠状突-冠状突窝的骨赘在很大程度上阻碍肘关节屈曲，鹰嘴-鹰嘴窝的骨赘则妨碍肘关节伸直。为恢复关节活动度，这两个部位均需进行骨赘的清理、冠状突窝与鹰嘴窝的成形

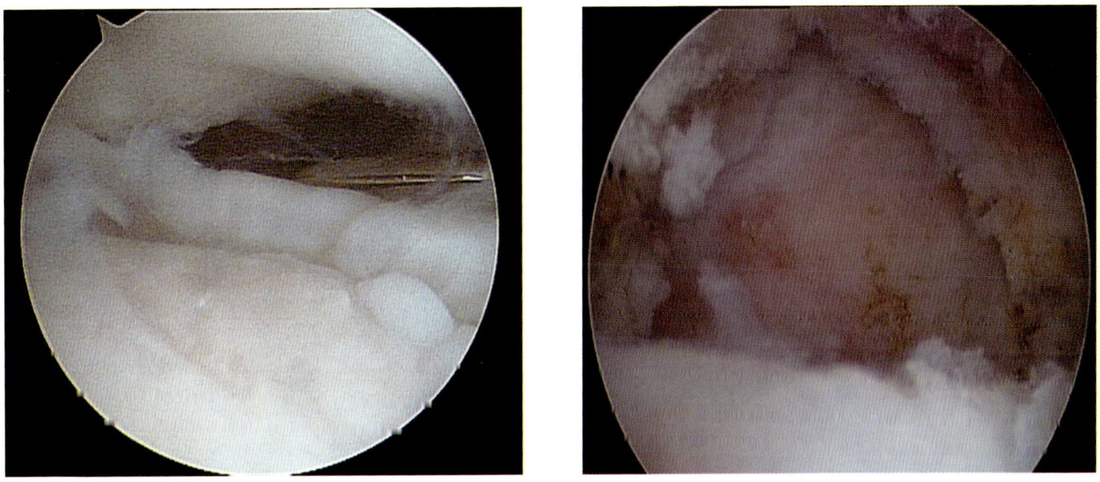

图3-4-9　骨关节炎患者前关节囊常明显增厚、硬韧，影响伸肘，因此应予以切除。为防止再次粘连，应用刨刀将之去除大部，至有红色的大片肱肌肌腹显露为止

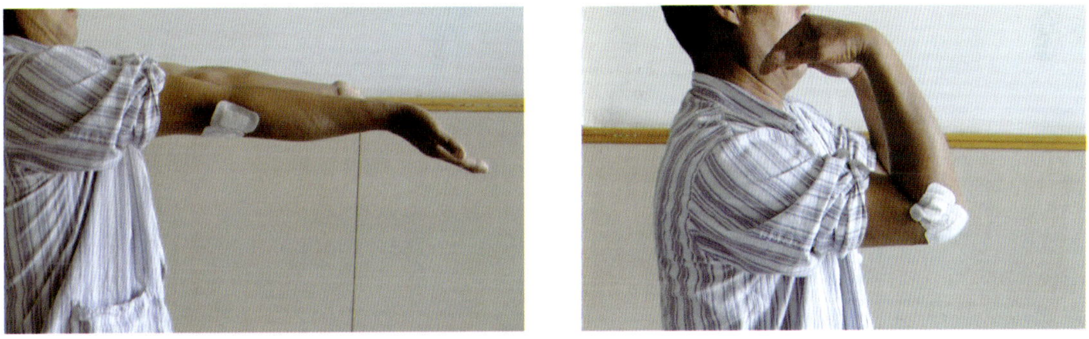

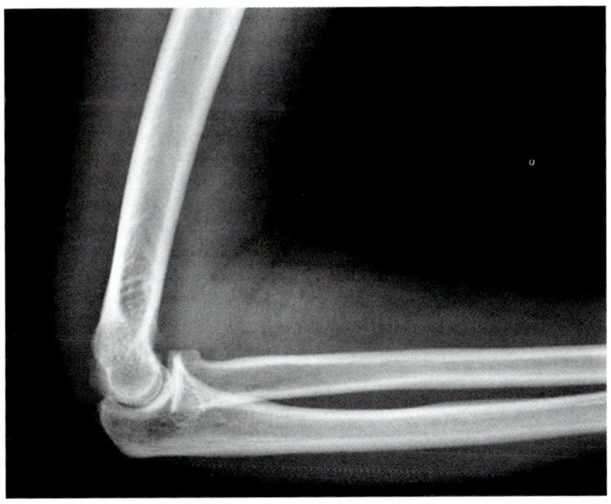

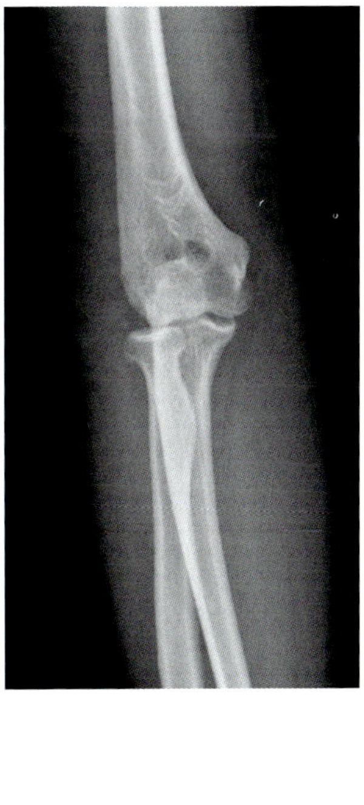

图3-4-10　术后患者体位像及X线片表现

第四章 髋关节及踝关节损伤

第一节　髋关节损伤

【病例1】

1．病史：患者男性，28岁，主因“右髋关节扭伤后疼痛，活动受限1年”就诊。患者大约1年前打篮球后感右腹股沟区疼痛，无法完成屈髋动作，深蹲受限。经过休息、服用止痛药物后症状减轻，但仍感腹股沟区隐痛。患者深度屈髋或深蹲时疼痛加剧，下蹲或久坐后站起时疼痛严重，运动后疼痛加剧。曾多次到不同医院就诊，被诊断为“髋关节滑膜炎”或“髋关节骨性关节炎”，甚至“股骨头坏死”。保守治疗无效。

2．查体：右髋关节腹股沟区压痛明显。屈曲受限，仅达90°。内旋受限，较对侧差20°。无明显叩击痛。

3．特殊查体

（1）髋关节前方撞击试验（+）（图4-1-1）；

（2）髋关节后方撞击试验（-）（图4-1-2）；

（3）Thomas征（-）；

（4）“4”字试验（+）（图4-1-3）。

4．术前影像学检查

（1）平片：骨盆正位片可见右侧髋臼外缘增生，髋臼前壁轮廓线超出了髋臼后壁轮廓线的外缘，形成“8”字征。股骨头颈接合部外侧可见增生（图4-1-4）。

（2）MRI：髋臼外缘增生，髋臼盂唇与髋臼软骨接合部存在不规则高信号影，股骨头颈接合部增生，关节积液（图4-1-5）。

（3）三维CT：髋臼前外缘与股骨头颈接合部增生（图4-1-6）。

5．血液检查：血常规、生化、类风湿因子、红细胞沉降率、抗链“O”、HLA-B27均在正常范围内。

6．诊断：髋臼股骨撞击症（右）

髋臼盂唇损伤（右）

7．鉴别诊断：髋关节滑膜炎，髋关节骨性关节炎，强直性脊柱炎。

8．治疗计划：患者主要表现为髋关节腹股沟区疼痛，屈髋内旋受限。由于长期保守治疗无效，故计划行髋关节镜探查，对髋臼和股骨头颈接合部增生进行磨削成形，解除撞击，并对髋臼盂唇损伤进行处理。

9．术中所见：术中探查见髋臼前外缘显著增生，髋臼盂唇严重撕裂（图4-1-7），股骨头颈接合部增生、突起（图4-1-8）。用打磨刨削刀头对髋臼增生进行磨削。对盂唇损伤进行清理后，用3枚带线锚钉对盂唇进行修补（图4-1-9）。对股骨头颈接合部增生进行磨削（图4-1-10）。术中动态活动髋关节可见撞击解除，盂唇固定稳定（图4-1-11）。

10．术后影像学检查

（1）平片：骨盆正位片可见右侧髋臼外缘增生被切除，“8”字征消失，锚钉位置良好（图4-1-12）。

（2）三维CT：髋臼前外缘与股骨头颈接合部增生被磨削去除（图4-1-13）。

专家点评

髋臼股骨撞击症的概念是由Ganz提出的，实际上他在20世纪90年代就观察到这类疾患并发表了相关文章，但正式将这类疾患命名为髋臼股骨撞击症并发表文章是在2003年。因此，这一概

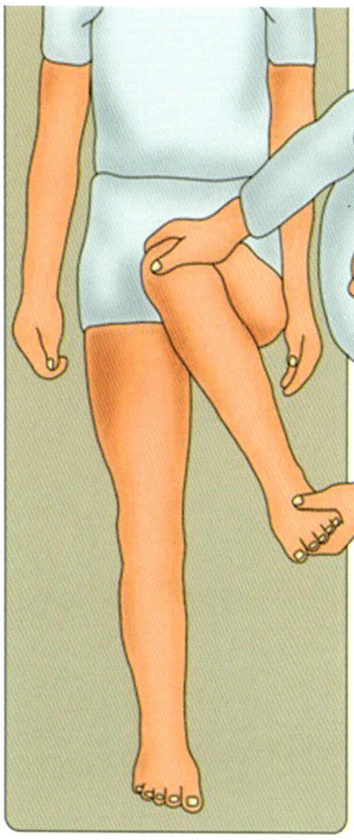

图4-1-1　前方撞击试验。屈髋、内收、内旋引发疼痛或活动受限为（+）

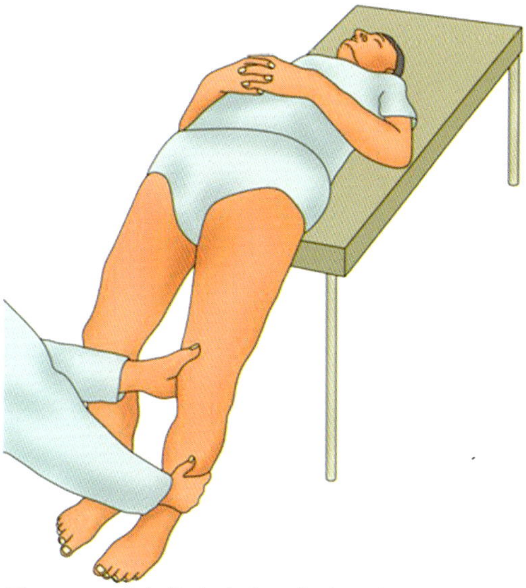

图4-1-2　后方撞击试验。伸髋、外展、外旋引起髋关节后方疼痛为（+）。该患者为（–）

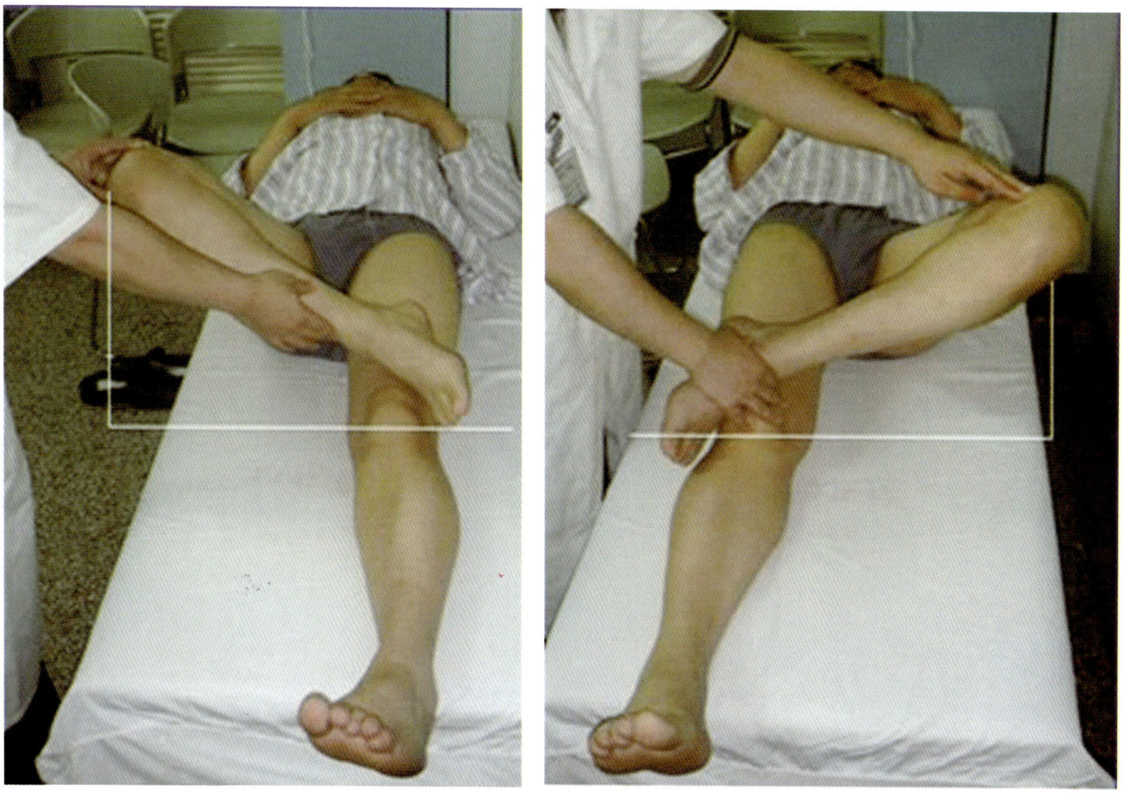

图4-1-3　“4”字试验对于股骨髋臼撞击症患者不是特异性检查，但很多患者“4”字试验（+），患侧（上图左）股骨外髁与床面距离明显大于健侧（上图右）

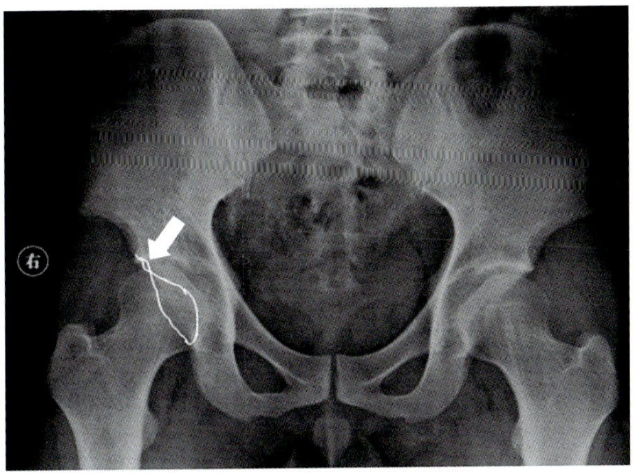

图4-1-4 “8”字征

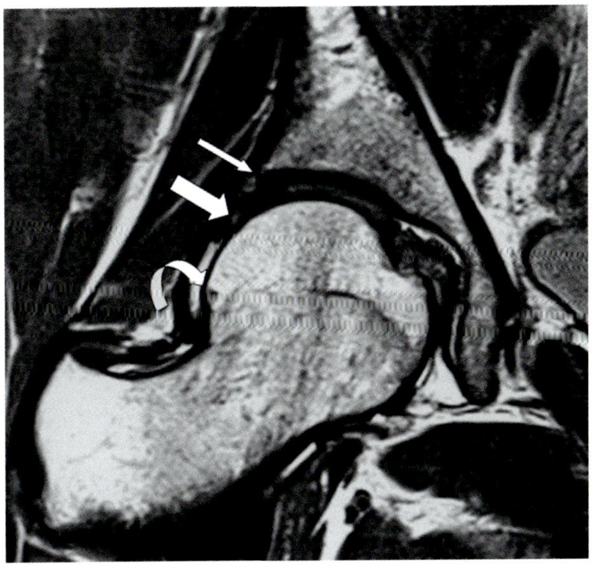

图4-1-5 MRI显示髋臼外缘增生（细箭头）；髋臼盂唇撕裂，不规则高信号影（粗箭头）；股骨头颈接合部增生（弯箭头）

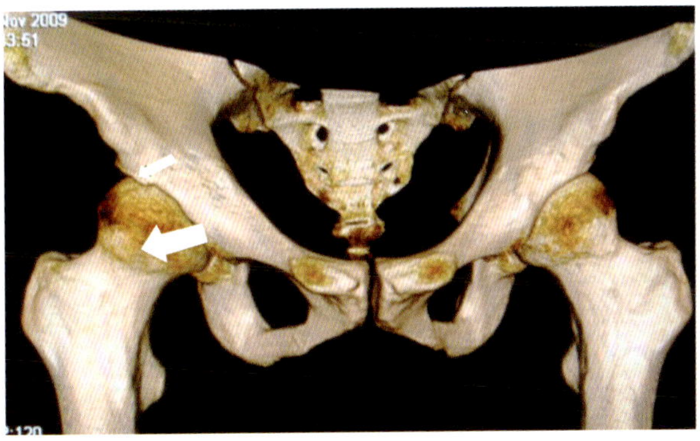

图4-1-6 股骨头颈接合部增生（粗箭头），髋臼前外缘增生（细箭头）

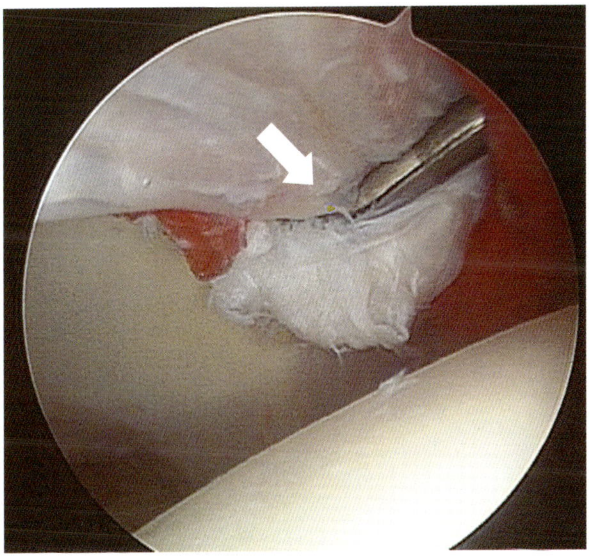

图4-1-7 髋臼盂唇撕裂（箭头）

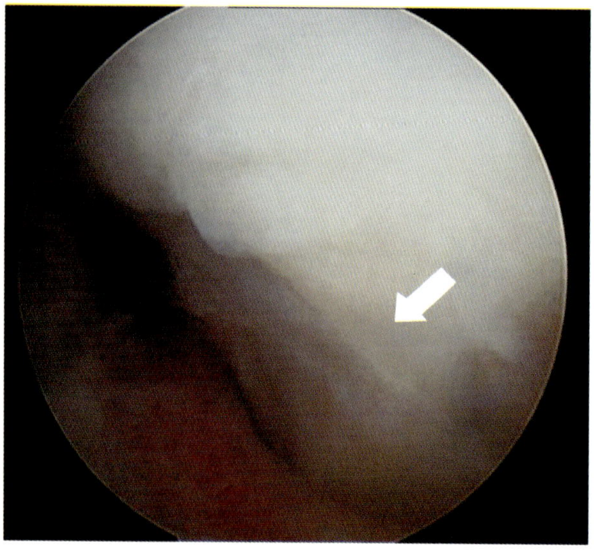

图4-1-8 股骨头颈接合部突起、增生（箭头）

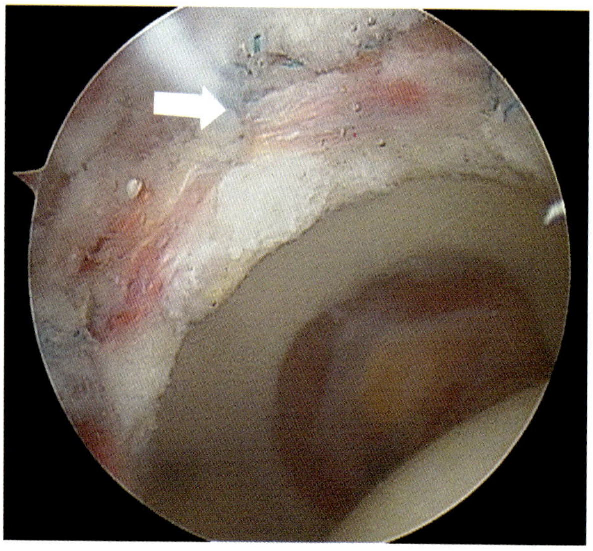

图4-1-9 髋臼盂唇锚钉修补后影像（箭头）

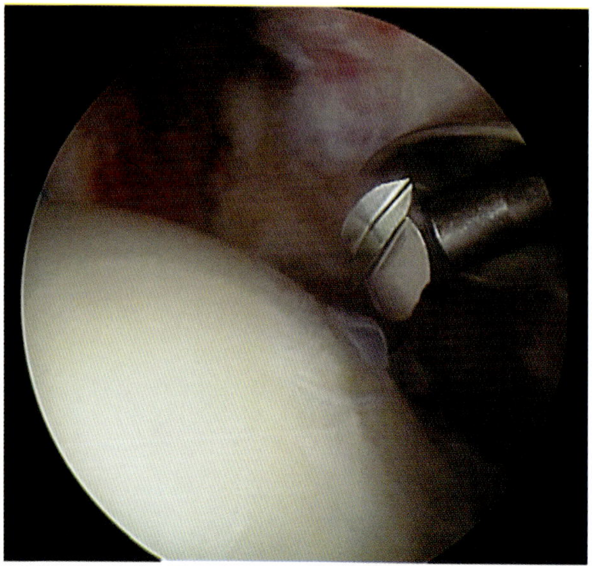

图4-1-10 对股骨头颈接合部增生进行磨削

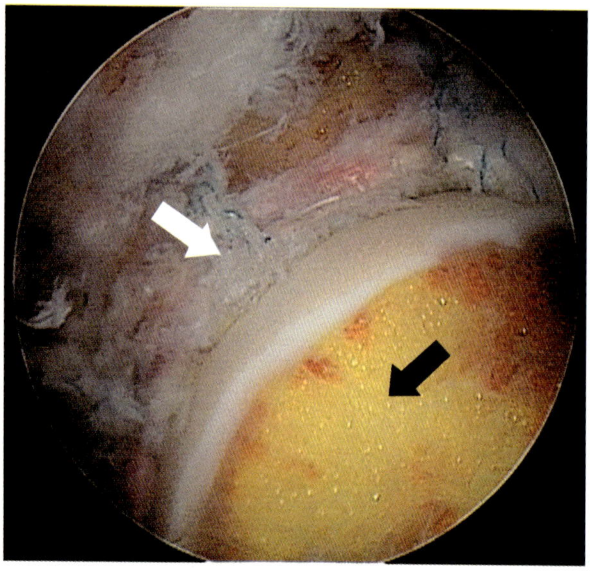

图4-1-11 活动髋关节以动态观察髋臼盂唇固定是否稳定（白箭头）及股骨头打磨后情况（黑箭头）

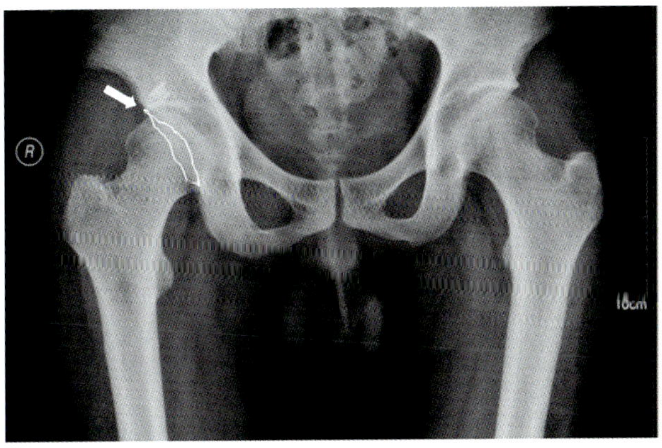

图4-1-12　术后骨盆正位片。"8"字征消失，锚钉位置良好（箭头）

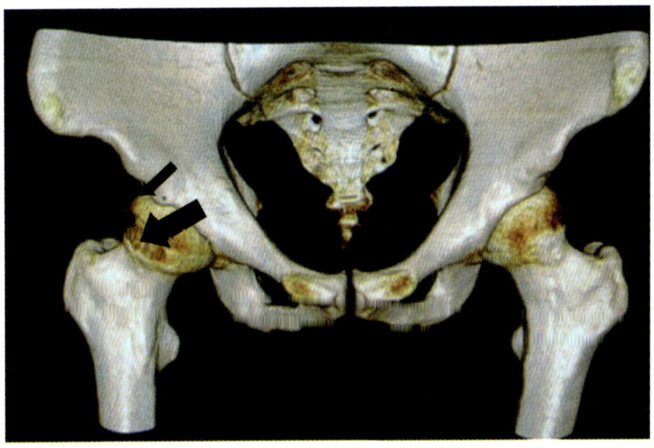

图4-1-13　髋臼前方增生骨赘切除（细箭头），股骨头颈接合部骨赘切除（粗箭头）

念还没有为国内的骨科医生广泛接受，导致患者难以得到及时的确诊和治疗。实际上，这类疾患是由于髋臼或股骨头颈接合部局部或广泛异常增生所造成的一系列病理改变。髋臼侧的增生被称为钳形撞击（pincer impingement），股骨头颈接合部增生被称为凸轮撞击（cam impingement）。临床上的病例多为混合型损伤。由于异常的增生相互撞击，可能会造成介于两者之间的髋臼盂唇的损伤及软骨损伤，甚至产生囊肿改变。

随着关节镜技术的进展，对髋臼和股骨头颈接合部的增生可以在镜下进行切除，并且可以同时处理髋臼盂唇和髋关节的软骨损伤。当前多数学者认为，髋臼盂唇具备较为重要的功能，因此应当尽可能进行修补，而采用锚钉技术能够有效地对髋臼盂唇进行修补。

总之，对这类疾患，关节镜技术逐渐成为有效而微创的治疗措施，应当成为首选。

第二节　踝关节损伤

【病例1】

1．病史：患者男性，21岁，因右踝关节反复扭伤、肿胀、疼痛1年就诊。患者1年前打篮球时严重扭伤右踝关节，经过休息、制动、外用药物治疗1个月后缓解。但此后踝关节反复扭伤，且肿痛逐渐加重，已无法参加体育运动，保守治疗效果不佳。当前，患者运动后即出现踝关节疼痛、肿胀，并多次扭伤。曾多次到不同医院就诊，被诊断为"踝关节韧带拉伤"或"创伤性关节炎"等。

2．查体：踝关节活动度正常，踝关节前外侧肿胀、压痛明显。关节间隙水平有深压痛。

3．特殊查体

（1）前抽屉试验（+）（图4-2-1）；

（2）距骨倾斜（内翻）试验（+）（图4-2-2）；

（3）外旋试验（－）（图4-2-3）；

（4）步态：正常。

4．术前影像学检查

（1）平片：正位X线片可见内、外踝尖轻度增生，外踝下方可见游离骨块。侧位X线片可见胫骨前缘轻度增生，距骨颈轻度增生（图4-2-4）。

（2）MRI：距腓前韧带中断，信号不均匀，失去张力；跟腓韧带内有不规则高信号影（图4-2-5）。

（3）应力X线片（采用Telos装置，施加150牛顿应力）（图4-2-6）两侧对比：前抽屉试验应力X线片，两侧距骨前移距离（d）差值为5.5mm（图4-2-7）；距骨倾斜试验应力X线片，两侧距骨倾斜角度（θ角）差值为13°（图4-2-8）。

5．诊断：踝关节外侧不稳定（右，距腓前韧带、跟腓韧带损伤）。

6．鉴别诊断：踝关节滑膜炎，踝关节创伤性关节炎，下胫腓联合损伤。

7．治疗计划：患者存在明显的踝关节外侧不稳定，保守治疗无效。故计划首先行踝关节镜探查，对关节内病变进行处理，然后切开探查距腓前韧带和跟腓韧带，视韧带残端情况进行韧带修补或重建。

8．术中所见：关节镜探查可见踝关节前方大量滑膜增生。清除增生的滑膜后可见距腓前

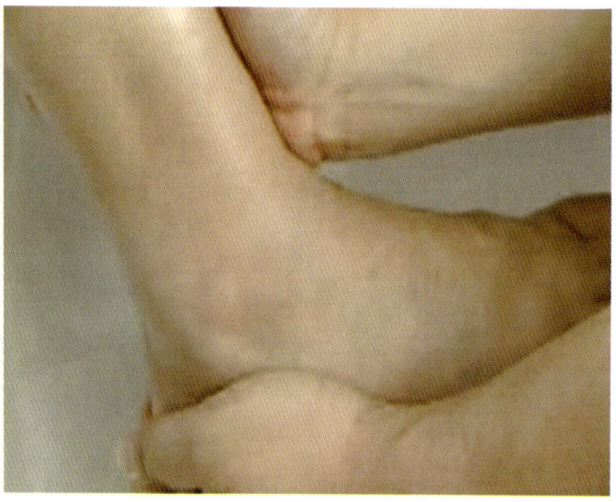

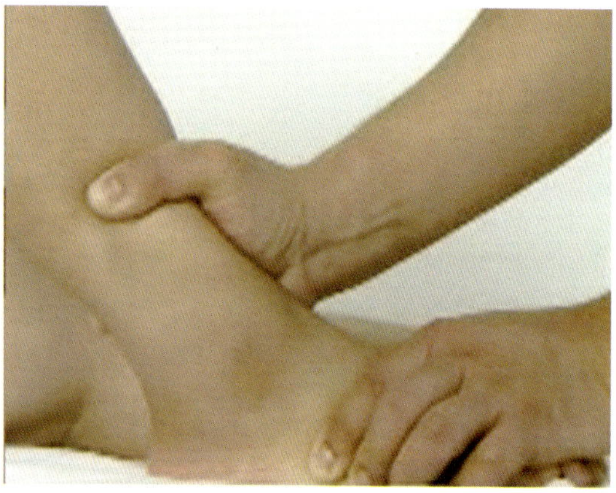

图4-2-1 前抽屉试验，可以采用两种方法检查。上图左图为常规方法，患者坐位，屈膝90°，踝关节跖屈，检查者一只手固定胫骨远端，另一只手握持足跟部向前推动距骨，感受距骨前移距离。上图右为改良方法，患者卧位，屈髋45°，屈膝90°，将足部置于床面，自然跖屈，检查者一只手固定前足，另一只手向后推动胫骨远端，感受距骨相对的前移距离。应两侧对比进行检查

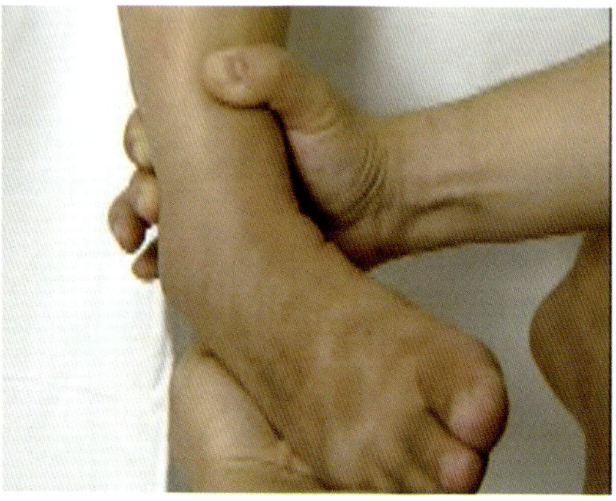

图4-2-2 距骨倾斜试验。患者坐位，屈膝90°，双下肢自然下垂，检查者一只手固定胫骨远端，另一只手握持足跟部施加内翻应力，感受距骨倾斜角度。应两侧对比进行检查

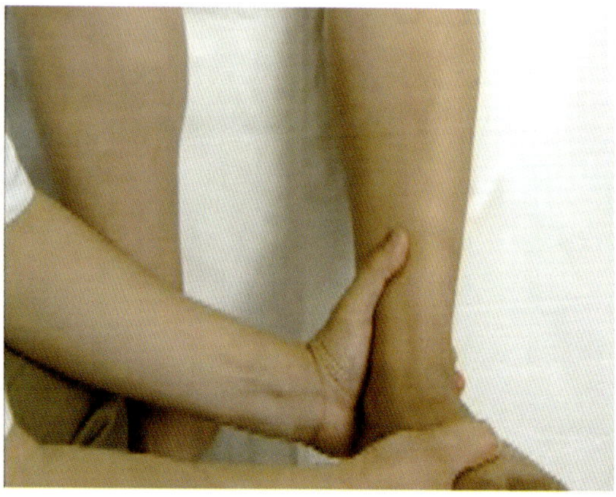

图4-2-3 外旋试验。患者坐位，屈膝90°，双下肢自然下垂，检查者一只手握持胫骨远端，另一只手握持前足施加外旋应力，如患者出现下胫腓联合水平的疼痛，并沿骨间膜向上延伸为阳性。提示下胫腓联合不稳定

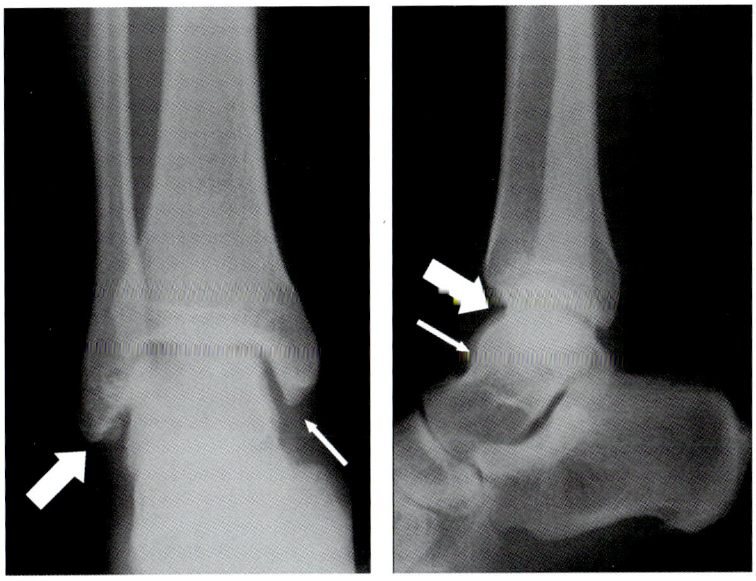

图4-2-4　左图正位X线片显示外踝尖增生以及游离骨块（粗箭头），内踝尖轻度增生（细箭头）。右图侧位X线片显示胫骨前缘增生（粗箭头），距骨颈增生（细箭头）

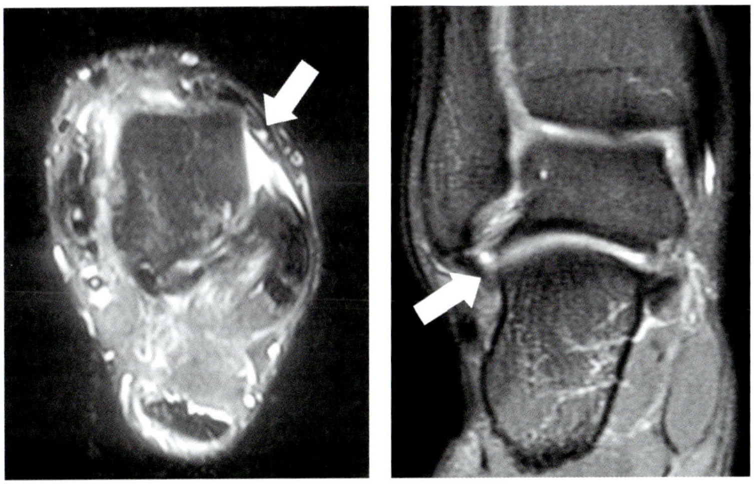

图4-2-5　左图横断位MRI显示距腓前韧带中断、迂曲，内有不规则高信号影（粗箭头）。右图冠状位MRI显示跟腓韧带内有不规则高信号影（细箭头）

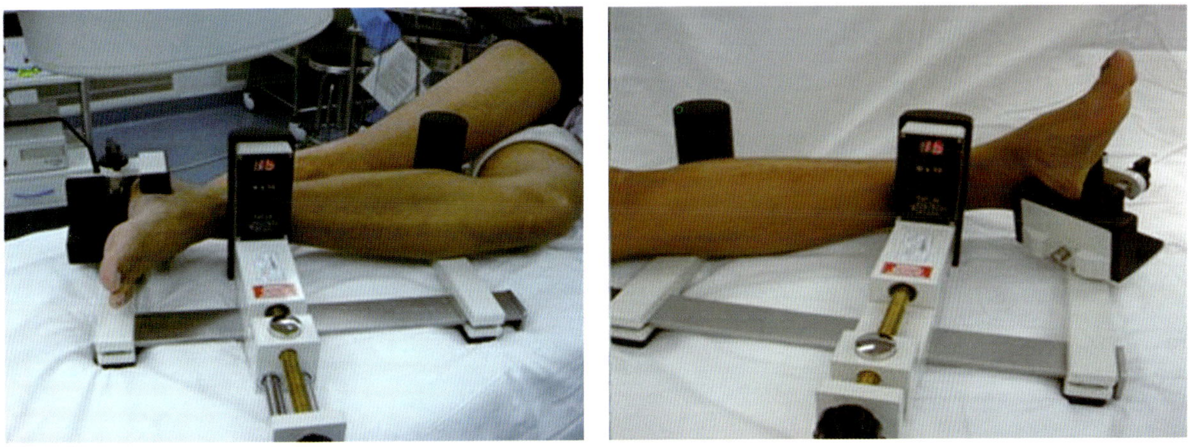

图4-2-6　Telos装置，上图左测量前抽屉应力位X线片，上图右测量距骨倾斜应力位X线片，应两侧对比检查，施加固定应力150N（牛顿）

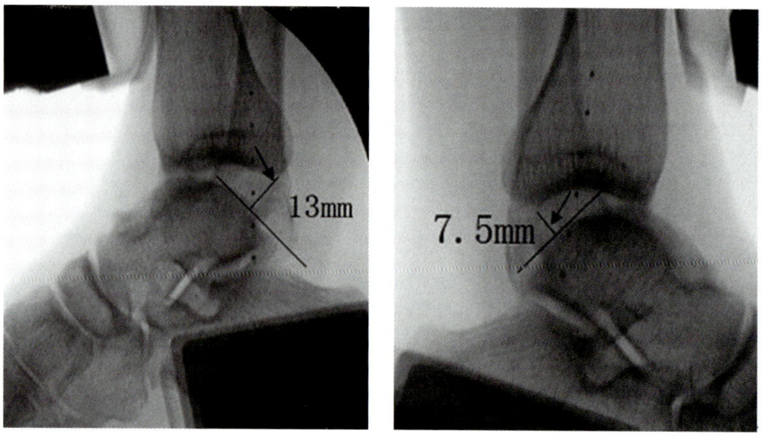

图4-2-7 左图为患侧距骨前移距离13mm，右图为健侧距骨前移距离7.5mm，两侧差值5.5mm

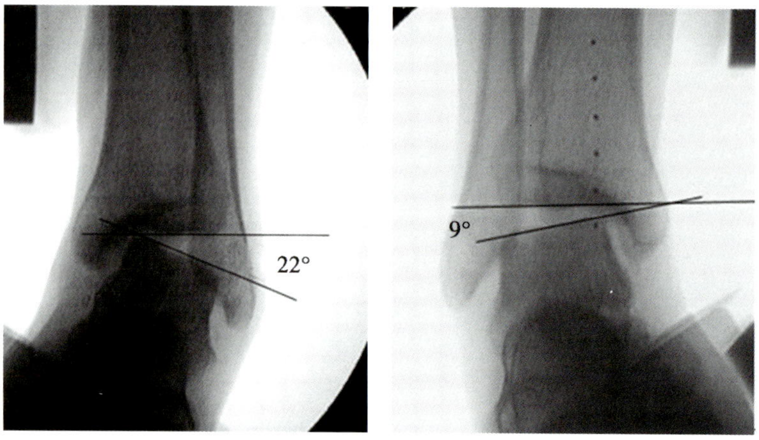

图4-2-8 左图患侧距骨倾斜角度为22°，右图健侧距骨倾斜角度为9°，两侧差值13°

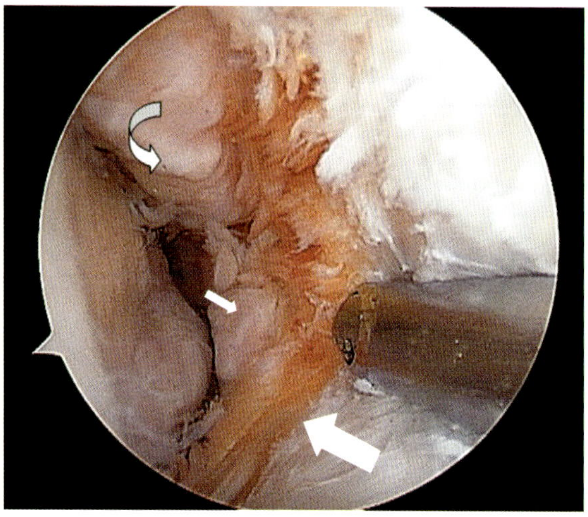

图4-2-9 距腓前韧带松弛（粗箭头），外踝前下游离骨块（细箭头），外踝尖增生（弯箭头）

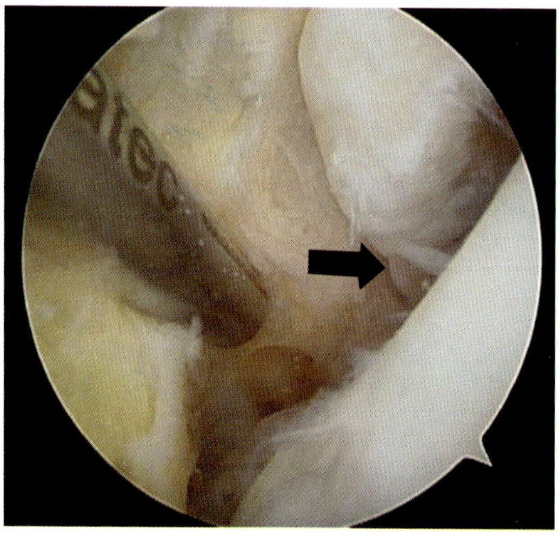

图4-2-10 内踝尖增生（箭头）

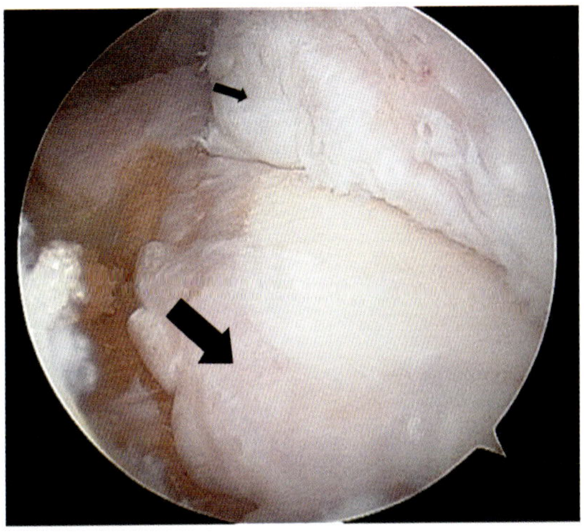

图4-2-11　胫骨远端前缘增生（细箭头），距骨颈增生（粗箭头）

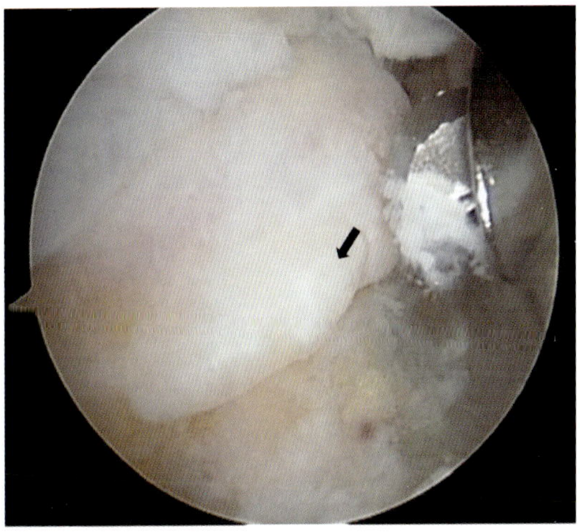

图4-2-12　关节镜下打磨距骨颈增生（箭头）

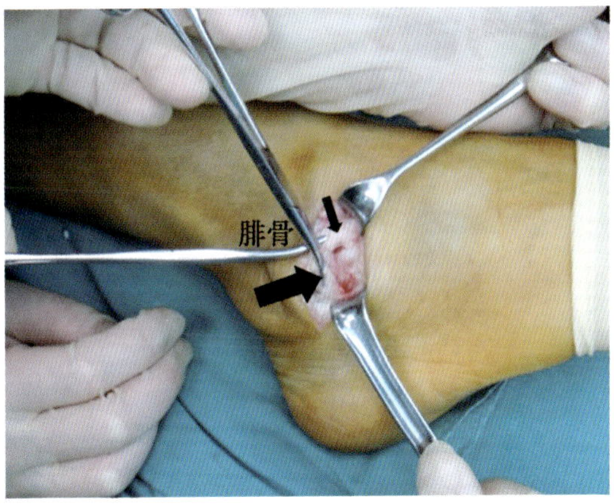

图4-2-13　距腓前韧带残端（细箭头）、跟腓韧带残端（粗箭头）瘢痕挛缩，不足以进行原位修补

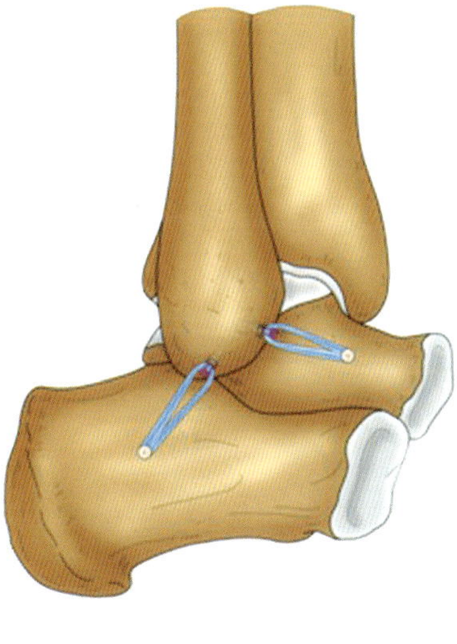

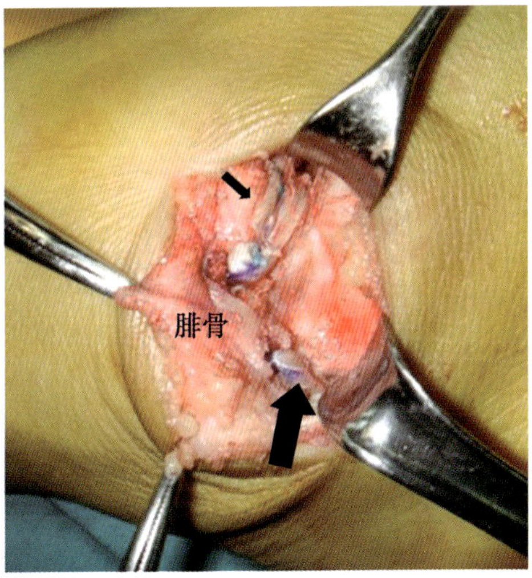

图4-2-14　左图为韧带游离重建示意图，腓骨端采用锚钉固定，跟骨、距骨端采用界面螺钉。右图示重建的距腓前韧带（细箭头）和跟腓韧带（粗箭头）移植物

韧带松弛、瘢痕化，外踝尖前下方可见增生和游离骨块（图4-2-9），内踝尖可见增生（图4-2-10），胫骨远端和距骨颈可见增生（图4-2-11）。关节镜下对增生进行打磨，并取出游离骨块（图4-2-12）。

切开探查可见距腓前韧带和跟腓韧带松弛，瘢痕愈合，延展性差，无法进行原位修补（图4-2-13）。取同侧半腱肌肌腱，重建距腓前韧带和跟腓韧带（图4-2-14）。

9．术后影像学检查：X线片可见锚钉与界面螺钉位置良好（图4-2-15）。

专家点评

踝关节扭伤是最为常见的运动损伤之一。大约90%的患者伤及外踝，伤后多数患者经保守治疗后可痊愈。而大约20%的患者保守治疗无效，从而残存慢性踝关节外侧不稳定。

维持踝关节外侧稳定性的关键韧带为距腓前韧带和跟腓韧带（图4-2-16）。距腓前韧带松弛会造成距骨过度前移。跟腓韧带松弛会造成距骨倾斜角度增大。根据Lindstrand和Mortensson提出的标准，如果前抽屉应力片两侧距骨前移距离（d）差值大于3mm，或绝对值大于或等于4mm，就可以确定距腓前韧带松弛；如果距骨倾斜应力片两侧距骨倾斜角度（θ角）差值大于6°，或绝对值大于或等于10°，则可以确定为跟腓韧带松弛。有学者研究证实，一旦跟腓韧带松弛，距腓前韧带也必然松弛，即不存在单纯的跟腓韧带松弛。

踝关节外侧不稳定造成患者反复扭伤，如果不及时治疗，可能发展为踝关节软骨损伤、局部过度增生，甚至严重的骨性关节炎。因此，应当及时重建外踝的稳定性。当前临床上最常用的方法是对残端进行修补，但如果韧带残端瘢痕化、退变挛缩，则不足以进行修补。解剖重建韧带是一种有效的方法，经过短期随访获得了满意的结果，当然还需要进一步更长时间的追踪与研究。此外，关节镜技术能够有效地发现和处理与踝关节不稳定同时存在的关节内的病理改变，因此应常规应用于此类患者。

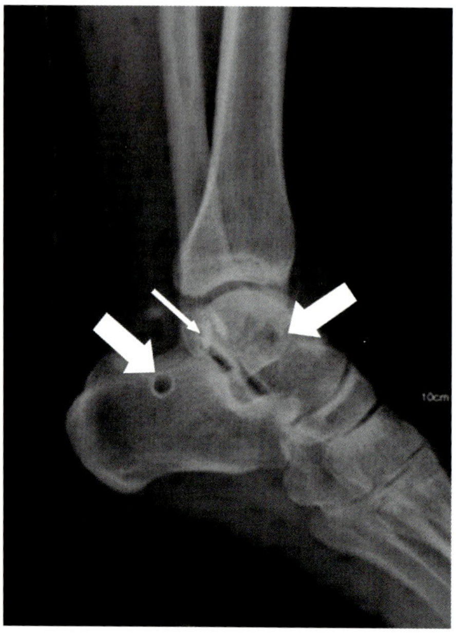

图4-2-15 术后X线片显示锚钉（细箭头）与界面螺钉（粗箭头）位置良好

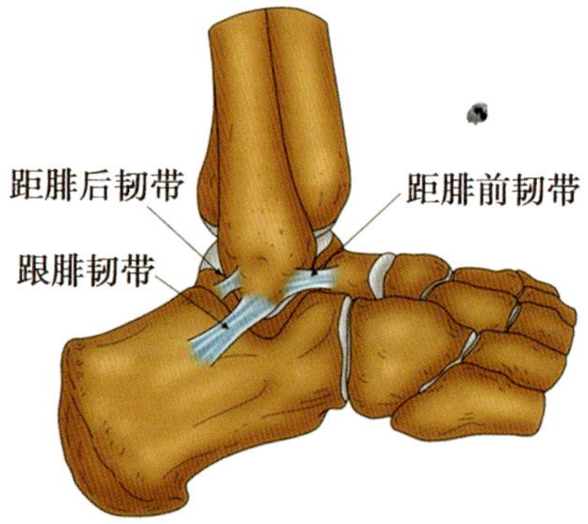

图4-2-16 踝关节外侧韧带示意图

【病例2】

1．病史：患者女性，50岁，因右踝关节扭伤后疼痛、无力、活动受限4个月就诊。患者4个月前行走时不慎扭伤右踝关节，伤后踝关节外侧肿胀、疼痛。经保守治疗后，肿胀减轻，但仍感疼痛，行走无力、活动受限。曾到不同医院就诊，被诊断为“踝关节韧带扭伤”、“外踝撕脱骨折”以及“踝关节滑膜炎”或“创伤性关节炎”等。治疗以制动和外用药物为主。经4个月治疗，患者仍无法正常行走。

2．查体：踝关节活动受限，主动背屈较健侧差20°，被动背屈较健侧差10°。踝关节前外侧肿胀，压痛明显。踝关节背屈力弱，跖屈力量正常。抗阻力外翻足部时患者感外踝疼痛加重。

3．特殊查体

（1）前抽屉试验（–）；

（2）距骨倾斜（内翻）试验（–）；

（3）外旋试验（–）；

（4）步态：跛行。

4．放射学诊断

（1）平片：正位X线片显示腓骨外侧有一薄骨片影（图4-2-17）。

（2）MRI：腓骨上支持带于腓骨止点处中断，腓骨后方沟槽凸起，腓骨肌腱位于腓骨外侧（图4-2-18）。

5．诊断：腓骨肌腱滑脱（右）。

6．鉴别诊断：踝关节外侧不稳定，外踝撕脱骨折。

7．治疗计划：患者存在腓骨肌腱滑脱，保守治疗无效，故计划行切开探查，复位腓骨肌腱，重建腓骨上支持带稳定结构。

8．术中所见：体表可触及外踝隆起，腓骨肌腱脱位至腓骨外侧（图4-2-19）。切开皮肤及皮下组织，可见腓骨上支持带松弛。切开腓骨上支持带，可见腓骨长、短肌腱滑脱至腓骨外侧。腓骨上支持带在腓骨侧止点部位有一个分离的薄骨片（图4-2-20）。将骨片切除，探查可见腓骨后方沟槽较浅，无法容纳腓骨肌腱。切开骨膜，在骨膜下用磨钻加深腓骨后方沟槽（图4-2-21）。复位腓骨长、短肌腱，用带线锚钉对腓骨上支持带的腓骨止点进行重建（图4-2-22）。缝合打结固定后，腓骨肌腱被牢固限制于腓骨后方沟槽内（图4-2-23）。活动踝关节见腓骨上支持带固定稳定，踝关节活动不受限。关闭伤口后，用石膏或支具固定踝关节于中立位。

9．术后X线片：3枚带线锚钉重建腓骨上支持带的腓骨止点（图4-2-24）。

专家点评

腓骨肌腱滑脱是较为罕见的疾病，临床上没有特定的发病年龄。发病过程多数为扭伤，有些患者能够自行痊愈。

急性扭伤的发病机制为足内翻位扭伤、踝关节背屈时，腓骨肌腱反射性强力收缩造成滑脱；或者当足外翻时，被动强力背屈踝关节造成肌腱滑脱。

腓骨上支持带是腓骨肌腱的重要稳定结构，其附着于腓骨的后外侧，在它的止点部位有一个纤维软骨边缘参与形成腓骨后方的沟槽（图4-2-25）。腓骨上支持带损伤以及腓骨后方沟槽发育异常（变浅、变平甚至变凸）是造成腓骨肌腱反复脱位的重要因素。有些患者可见腓骨短肌腱的纵行撕裂。

Eckert和Davi、Oden和Raikin等学者将腓骨肌腱滑脱分为四型（图4-2-26）。

腓骨肌腱滑脱在临床上容易漏诊。查体时，当抗阻力外翻足部时，跖屈或背屈踝关节有时可见腓骨肌腱滑脱。除3型损伤可以发现外踝外侧骨片外，X线片通常无阳性发现。CT、MRI和超声检查有时能够为诊断提供帮助。

腓骨肌腱滑脱手术治疗方法多样，大致可以分为5类：①解剖重建腓骨上支持带；②用周围组织加强腓骨上支持带；③将肌腱切断，穿入跟腓韧带深层；④骨片阻挡技术；⑤腓骨后方沟槽加深技术。

笔者采用的方法结合了解剖重建腓骨上支持带技术和腓骨后方沟槽加深技术。短期观察疗效良好。但由于这是一类罕见疾患，因此还需要长期观察和对更多病例的研究。

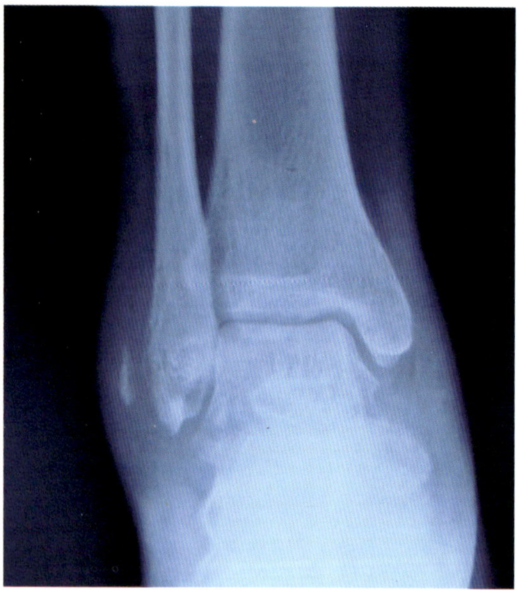

图4-2-17　正位X线片，腓骨外侧有一薄骨片影（箭头）

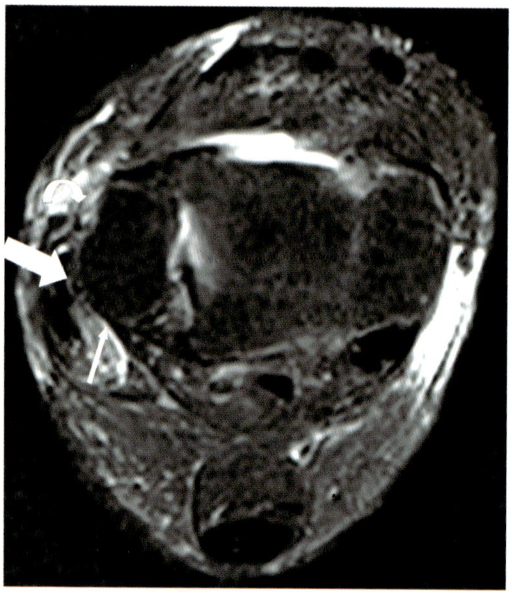

图4-2-18　腓骨上支持带于腓骨止点处中断（弯箭头），腓骨后方沟槽凸起（细箭头），腓骨肌腱位于腓骨外侧（粗箭头）

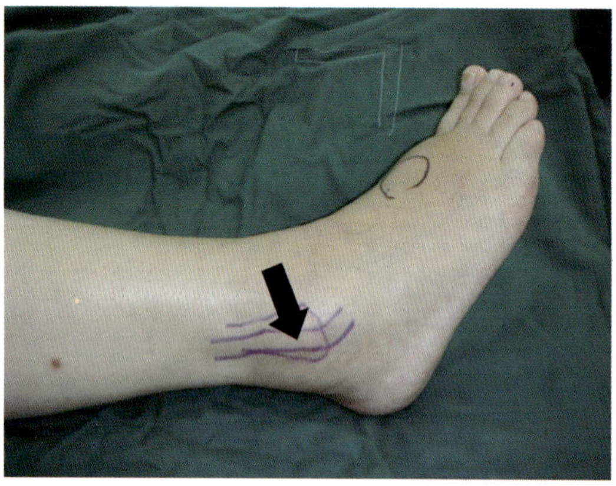

图4-2-19　体表可触及外踝隆起，腓骨肌腱脱位至腓骨外侧（箭头）

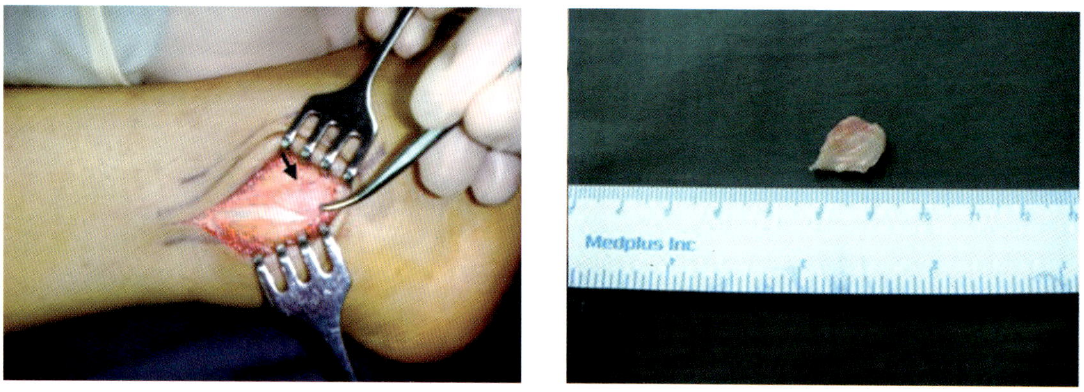

图4-2-20　腓骨上支持带在腓骨侧止点部位有一个分离的薄骨片

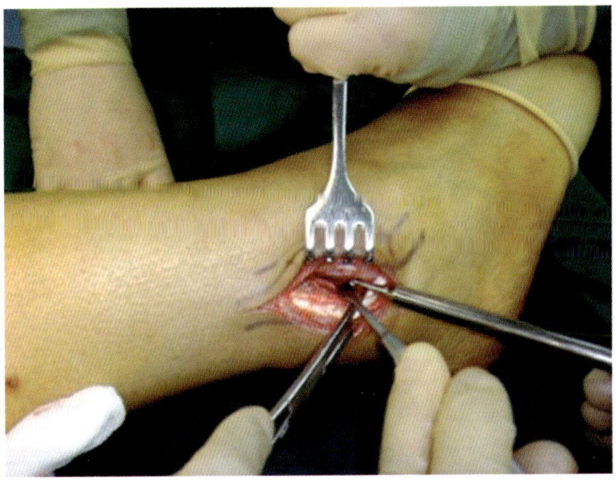

图4-2-21　切开骨膜，在骨膜下用磨钻加深腓骨后方沟槽

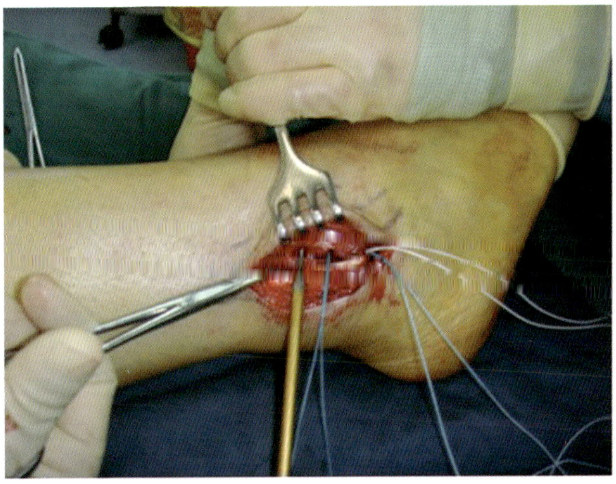

图4-2-22　复位腓骨长、短肌腱，用带线锚钉对腓骨上支持带的腓骨止点进行重建

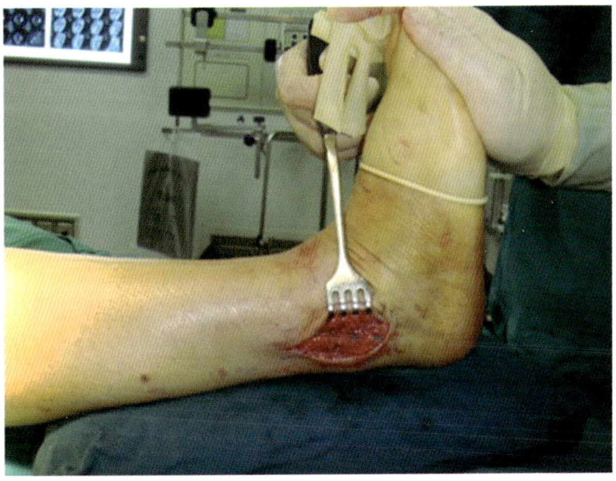

图4-2-23　缝合打结固定后，腓骨肌腱被牢固限制于腓骨后方沟槽内，活动踝关节，固定稳定。

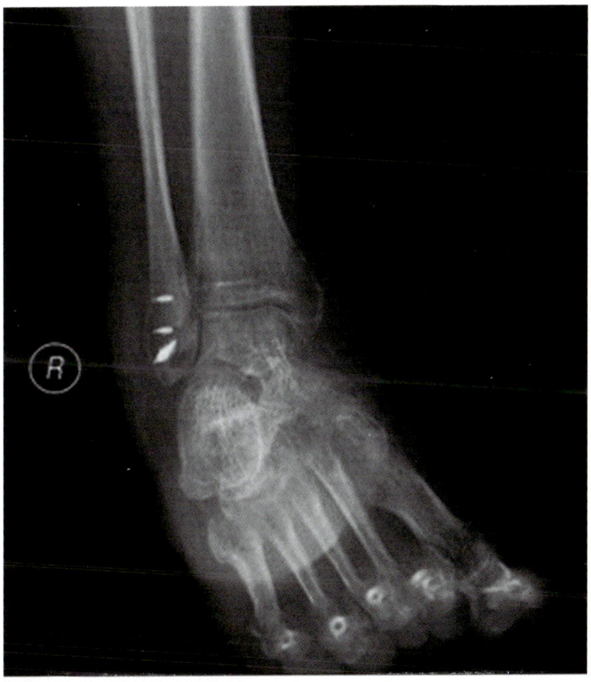

图4-2-24　术后X线片，3枚带线锚钉重建腓骨上支持带的腓骨止点

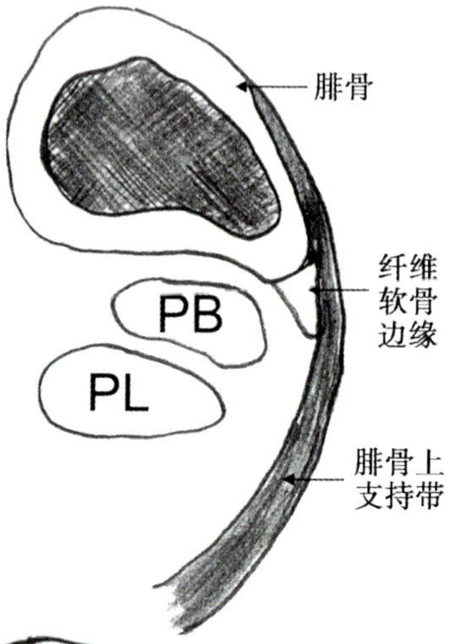

图4-2-25 腓骨上支持带解剖示意图（PB：腓骨短肌腱；PL：腓骨长肌腱）

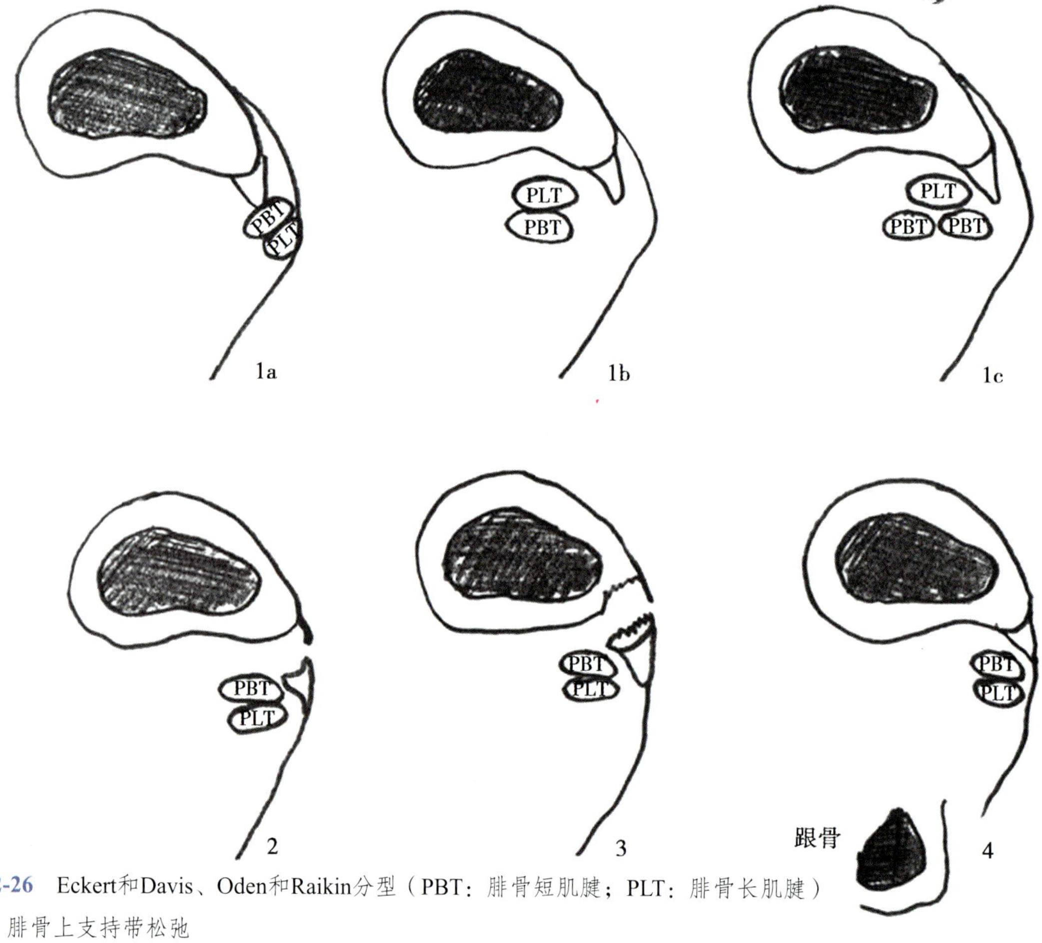

图4-2-26 Eckert和Davis、Oden和Raikin分型（PBT：腓骨短肌腱；PLT：腓骨长肌腱）

1型：腓骨上支持带松弛

1a型：腓骨长、短肌腱半脱位

1b型：腓骨短肌腱移位至腓骨长肌腱后方

1c型：腓骨短肌腱纵行劈裂，移位至腓骨长肌腱后方

2型：纤维软骨边缘撕裂

3型：腓骨上支持带的腓骨止点骨性撕脱

4型：腓骨上支持带的跟骨止点撕裂